Schröder

Leben mit Parkinson

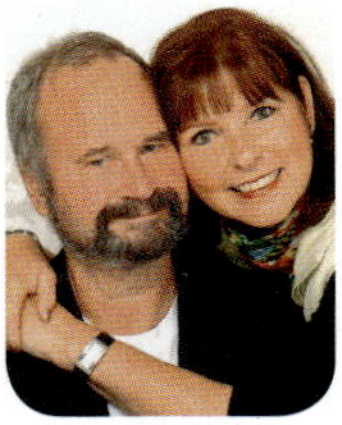

»Das Leben gleicht einer Achterbahnfahrt – und bleibt doch auf jeden Fall lebenswert!« sagt **Dr. Helmut Schröder**. Bereits mit 49 Jahren erkrankte der Arzt, damals Psychiater an der Klinik für Psychiatrie und Psychotherapie in Hannover-Langenhagen, an Parkinson und fand sich plötzlich in der ungewohnten Doppelrolle als Arzt und Patient wieder. Heute, 17 Jahre später, möchte Helmut Schröder seine Erfahrungen mit der Erkrankung in diesem Buch weitergeben. »Ich möchte gern zeigen, wie man trotz Parkinson ein selbstbestimmtes und erfülltes Leben führen kann.« Wie wirken Medikamente? Wie begegnet man unvorbereitet eintretenden Off-Zuständen am besten? Wie geht man in der Öffentlichkeit mit der Erkrankung um? Kann man noch Fahrrad fahren? Und was bedeutet Parkinson für die Beziehung? Helmut Schröder erzählt gemeinsam mit seiner Ehefrau Tamara mit unverwechselbarem Charme und Humor, wie man als Paar einer solchen Erkrankung nicht nur trotzt, sondern auch das gemeinsame Lebensglück weiter lebt, denn mit guter Planung und Voraussicht lassen sich die kleinen und großen Hürden des Alltags erfolgreich meistern.

Dr. med. Helmut Schröder

Leben mit Parkinson

Achterbahn für Fortgeschrittene

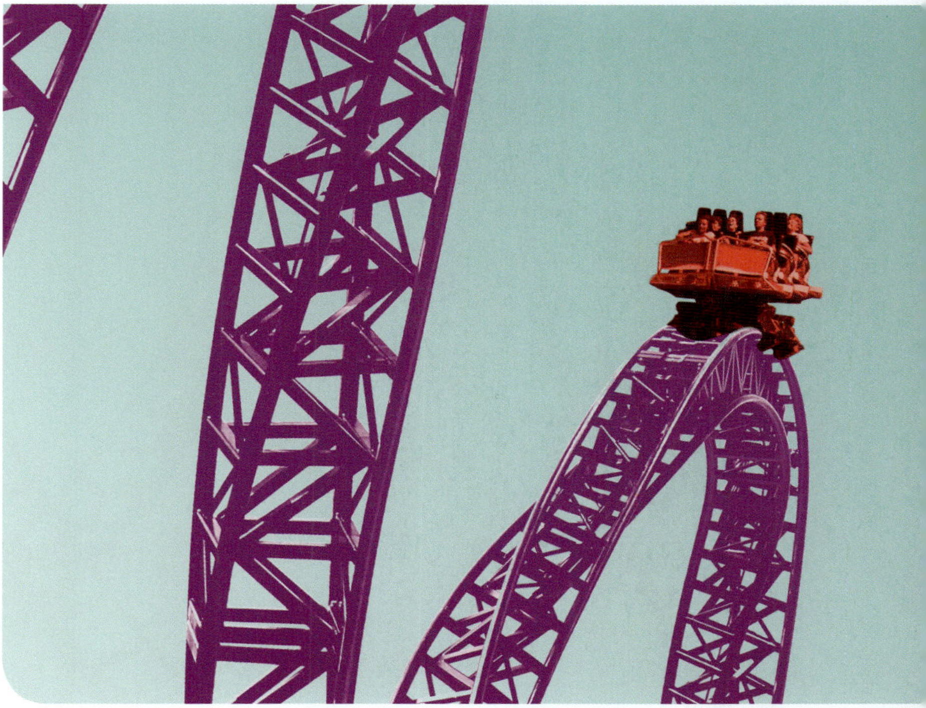

TRIAS

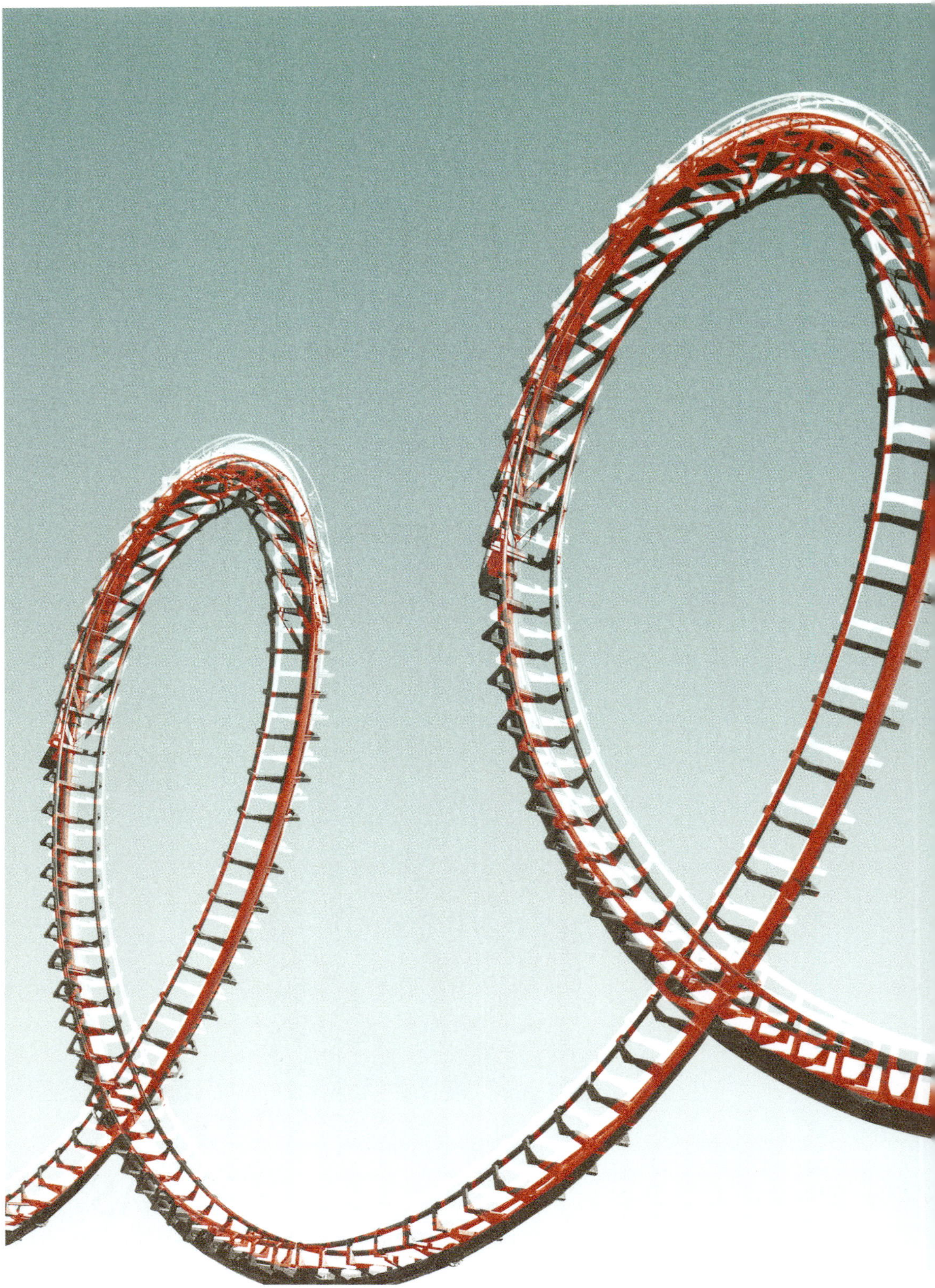

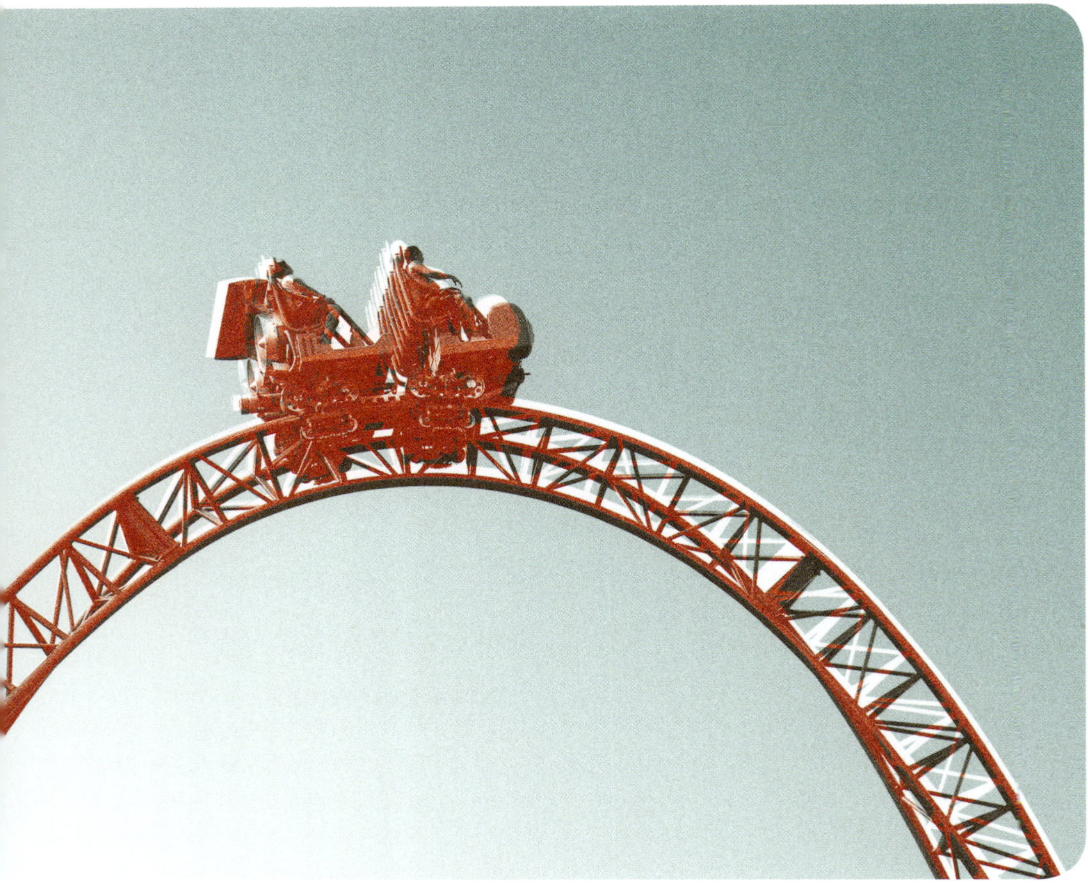

Liebe Leserin, lieber Leser,

so unangenehm und ängstigend die Diagnose Parkinson sein kann, es gibt wirklich keinen Grund zu resignieren. Ich habe seit 17 Jahren Gelegenheit, mich an diesen schroffen Begleiter zu gewöhnen. Das Leben bleibt in jedem Fall lebenswert! Es kommen neue, andere Erlebnisse und Sichtweisen hinzu, die das Leben ohne Parkinson nicht geboten hätte. – Ich will da nichts schönreden: Es gibt mit diesem »Lebensgefährten Parkinson« eine Menge Unannehmlichkeiten. Ich war fast 50 Jahre alt, als ich diese Verbindung eingehen musste. Meine Frau Tamara hat sich mit dieser Dreiecksbeziehung ebenfalls abfinden müssen. Auch wenn man sich phasenweise ganz erbärmlich fühlt, es kommen immer wieder Zeiten der Erleichterung, der Entlastung, der Freude. – Der Vergleich mit der Achterbahn liegt nahe. Es ist wirklich ein unglaubliches Auf und Ab, ein Wechselbad der Gefühle, der Körper zwischen Überbeweglichkeit und Bewegungslosigkeit, zwischen On und Off. Zeitweise kann uns Parkinson-Patienten nichts mehr schocken, zeitweise sind wir empfindlich und weinerlich.

Ich erzähle Ihnen, wie sich mein Leben durch Parkinson verändert hat und was mir hilft, mit dieser Erkrankung zu leben. Die Besonderheit dieses Buches ist sicherlich, dass ich Ihnen nicht nur die Patientensicht schildere, sondern als Psychiater und Psychotherapeut auch die medizinische und psychologische Seite von Parkinson beleuchte. Ich hoffe, dass meine – durchaus kurzweiligen – Schilderungen Ihnen helfen, sich mit Parkinson zu arrangieren, und die Achterbahnfahrt an Schrecken verliert.

Langenhagen, Sommer 2014
Ihr Dr. Helmut Schröder

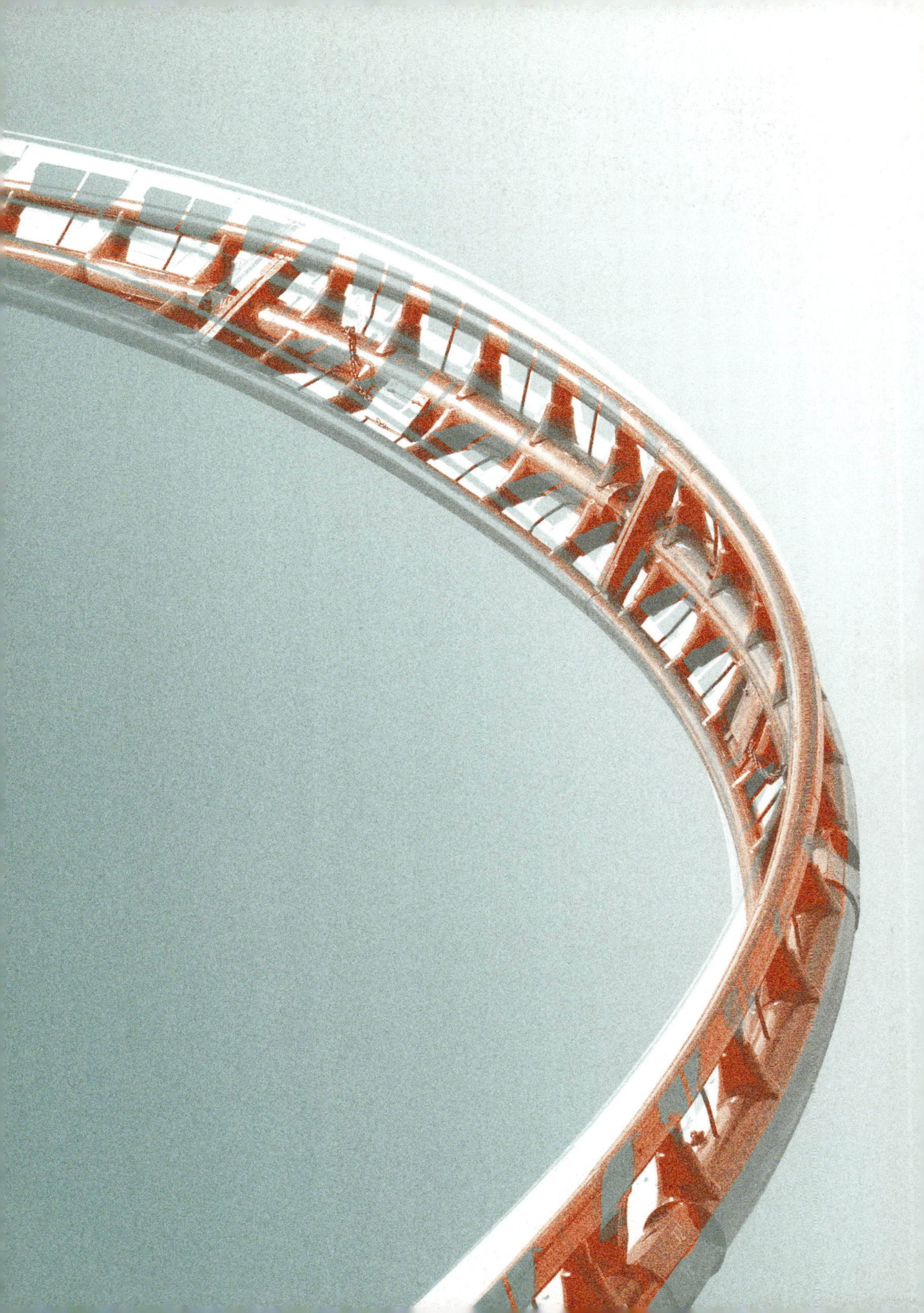

Plötzlich Parkinson

Das ist für jeden ein Schock, wenn man die Diagnose Parkinson erhält. Auch für mich als Arzt kam sie überraschend und ich war sehr erschüttert und deprimiert.

Parkinson als Lebensgefährte

Seit meinem 49sten Lebensjahr ist Parkinson mein ständiger Begleiter. Ich habe ihn zwar nicht in mein Leben eingeladen, aber dennoch teilt er täglich Tisch und Bett mit mir.

Bis Parkinson in mein Leben trat, hatte ich in meinen früheren Jahren alles in allem recht viel Glück gehabt. Wenn ich mich als jungen Mann beschreiben sollte, würde ich mir diese Eigenschaften zuordnen: sorglos, lustig bis albern, kontaktfreudig, etwas ängstlich und nervös, vielleicht auch manchmal arrogant wirkend. Vielleicht ist arrogant nicht ganz der treffende Ausdruck. Ich war zwar auch mitfühlend und verantwortungsbewusst, aber habe mich gelegentlich über andere Menschen lustig gemacht.

Bis in mein Medizinstudium hinein war ich noch ziemlich unreif. Vielleicht erweckt die Verbindung von geringer Erfahrung mit hohen Ansprüchen an die Zukunft (Medizin studieren zu wollen) insgesamt das Bild leichter Überheblichkeit. Damals war ich 20, jetzt werde ich 66 Jahre alt. Inzwischen scheint es mir mit den Erfahrungen und den Ansprüchen an die Zukunft umgekehrt zu sein: Meine Erwartungen an die Zukunft sind geringer, die Erfahrungen mit Parkinson und Medizin sind demgegenüber groß.

Jetzt dürfte ich also nicht mehr überheblich, sondern eher bescheiden wirken. Aber Spaß beiseite: Es muss doch ein Sinn darin zu finden sein, dass ganz überwiegend Menschen in der zweiten Hälfte ihres Lebens, also reifere Menschen, von dieser Krankheit heimgesucht werden. Offenbar setzt Parkinson zu haben oder zu bekommen eine gewisse Reife voraus. Welche sonstigen Eigenschaften außer Reife sind noch gefragt, um Parkinson in das eigene Leben integrieren zu können?

Ordnung und Geduld helfen

Ich erinnere mich an ein Gespräch mit einem Mitpatienten in der Elena-Klinik in Kassel. Auf einem Spaziergang hatte ich von ihm erfahren, dass er Berufssoldat in einer hohen Stellung war und die gleiche Anzahl von Parkinson-Jahren auf »dem Buckel« hatte wie ich. Er setzte auf Disziplin als taugliches Instrument. Ich war – letzten Endes unter dem Einfluss meiner Frau – der Meinung, dass Ordnung halten wesentlich dazu beiträgt, Parkinson besser zu »beherrschen«. Später stellten wir beide fest, dass Disziplin und Ordnung viel miteinander zu tun haben. Immerhin lautet das lateinische Wort für Schüler »Discipuli«, das sind bekanntlich diejenigen, die noch Ordnung und Disziplin lernen müssen.

Weitere Tugenden, die Menschen mit Parkinson gebrauchen können, sind eine riesige Portion Geduld, Ausdauer und eine zuversichtliche Grundhaltung. Dies sind Eigenschaften, die zwar auch bei gesunden Menschen helfen, die aber unter der Bürde Parkinson eine besondere Bedeutung bekommen. Die krankheitsbedingten Umstände können mich befähigen, Freude über kleine Dinge zu erleben, mich über viele Kleinigkeiten des Alltags freuen zu können.

Disziplinarisch war mit mir in der Schulzeit alles in Ordnung. Nur bei der Wehrdienstzeit war ich insofern »aufsässig«, dass ich den Kriegsdienst verweigerte. Bei fortgesetzter Militärlaufbahn hätte ich wahrscheinlich gelernt, Ordnung zu halten. Meine sportlichen Hobbys waren hauptsächlich Fußballspielen, Langstreckenlaufen, Tennis und Bowling. Dabei hatte ich früher nie körperliche Schwierigkeiten gehabt, bis auf eine kleine Knieoperation vor 20 Jahren, die mich zu einer 8-wöchigen Pause zwang. Ich ging wie selbstverständlich davon aus, dass

Ab 60 wird Parkinson häufiger

Die Parkinson-Krankheit nimmt zwar im Alter deutlich zu, dennoch kann sie nicht als ausgesprochene Alterskrankheit bezeichnet werden. Etwa 0,5 % aller 60-Jährigen leiden daran; bei den 80-Jährigen sind es ca. 3 %. Seltener tritt die Erkrankung vor dem 40sten Lebensjahr auf; es sind aber immerhin durchschnittlich 8 % der Patienten jünger als 40 Jahre zum Zeitpunkt der Diagnosestellung. Das mittlere Alter bei Erkrankungsbeginn liegt bei 60 Jahren. Ich selbst bekam die Krankheit mit 49 Jahren und gehöre damit zu den etwas Jüngeren, aber natürlich nicht zur Gruppe der jungen Parkinson-Patienten. Etwa ein Drittel aller Patienten sind Frauen, zwei Drittel sind Männer.

ich alle diese Sportarten bis ins höhere Alter ausüben könnte. Skilaufen habe ich erst mit 30 Jahren erlernt und es nie besonders gut gekonnt. Ich genoss eher die Winterlandschaft in den Bergen als das Skilaufen selbst. Insofern konnte ich auf diese Sportart noch am ehesten verzichten, auch wenn damit alles begann …

Bei meinem allerletzten Skilaufen herrschte schlechtes Wetter mit häufigen Stürmen und sulzigem Schnee. Davon muss ich jetzt berichten.

Ich konnte keine Rechtskurve mehr fahren

Anfang April 1998 war ich mit meinem Schwager Helmut in der Hintertuxer Gletscherregion für einige Tage zum Skifahren. Helmut hatte ein Schnäppchen gemacht: Das wunderschöne Hotel mit exzellenter Küche war für einen sehr günstigen Preis zu haben.

Am 2. Tag merkte ich auf der Skipiste, dass irgendetwas beim Abfahren nicht stimmte: Es fiel mir alles extrem schwer und ich hatte keinen richtigen Spaß mehr an der Sache. Es war ein sehr windiger Tag, und ich führte meine Unsicherheit zunächst auf den starken Wind zurück. An der Talstation traf ich meinen Schwager Helmut wieder, ein sehr guter Skiläufer, der quasi früher mein Privat-Skilehrer war. Er rief mir entgegen: »Ist das ein Sturm heute!« Ich sagte ihm, dass ich mich schlecht fühlte und am liebsten ins Hotel zurückgehen wollte. Er stimmte sofort zu. Wir relaxten im Hotel und freuten uns auf das leckere Abendessen. Das Essen war vielseitig und es waren sicher interessante Speisen, aber ich konnte kaum etwas davon schmecken. Vielleicht hätte mir sogar eine Currywurst mit Pommes besser geschmeckt. Helmut aß mit sehr gutem Appetit und fand alles köstlich.

Am nächsten Morgen machten wir uns wieder auf zur Skipiste. Jetzt wurde mir klar, dass ich überhaupt keine Rechtskurve mehr fahren konnte: Wenn man den linken Ski belastet, fährt man bekanntlich nach rechts herum. Aber es funktionierte nicht mehr bei mir. Ich war ratlos und musste Helmut mitteilen, dass es keinen Zweck mehr hatte. Am Abend konnte ich im Hotelrestaurant wieder kein Hähnchen von Schweinefleisch unterscheiden. Ich tröstete mich und sagte mir, es ist vielleicht irgendein Virus, den ich ausbrüte und der mir diese Beschwerden bereitet.

»Ich habe fertig«

Abends sahen wir »Das aktuelle Sportstudio«. Wir sollten Zeugen eines »sport-historischen Ereignisses« werden. Die denkwürdige und ungewollt lustige Wutrede des Trainers Trappatoni (damals Bayern München) munterte uns auf. An diese drollige Gardinenpredigt habe ich später noch manchmal denken müssen:

»Ein Trainer ist kein Idiot. Er sehen, was passiert auf dem Feld. Ihr habt gespielt wie Flasche leer! Was erlauben Strunz? Ich habe fertig!«

Hätte Trappatoni damals für mich und für meine Wut gesprochen, hätte er sagen können: »Ein Trainer ist kein Idiot. Er sehen, was passiert auf dem Skihang. Was erlauben Parkinson? Schröder ist gefahren wie Flasche leer. Ich habe fertig!«

Zu diesem Zeitpunkt ahnte ich selbstverständlich noch nicht, dass ich im österreichischen Hintertux das letzte Mal in meinem Leben Ski gelaufen war. Später habe ich, wenn meine Mitreisenden sich auf den Skipisten tummelten, zauberhafte leichtere Wanderungen im Schnee unternommen. Es war mehr als nur ein Ersatz fürs Skilaufen. Oder war diese Art des Winterurlaubs nicht sogar besser?

Kein Hirntumor, sondern Parkinson

Zu Hause in Langenhagen angekommen, bemerkte ich beim Aufschließen der Tür eine Unsicherheit in der linken Hand. Ich war erschrocken. Eine neurologische Halbseitensymptomatik mit Riechstörung, das konnte ich fachlich vermuten, kann ein raumfordernder Prozess im Gehirn, also ein Hirntumor sein!

Eine Störung des Geruchssinnes (Anosmie) bewirkt auch eine erhebliche Störung des Geschmackserlebens. Ich erzählte alles meiner Frau, aber sagte ihr nichts von meiner Vermutung mit dem Hirntumor. Meine erfahrene Kollegin Frau Dr. Gesine Koch-Wagner tröstete mich: »Zwar müssen wir einen Hirntumor ausschließen, aber deine Symptomatik spricht eher für Parkinson!« Das konnte in diesem Moment nur ein schwacher Trost sein, ich wusste ja, dass man an Parkinson nicht stirbt, wie es durch einen Hirntumor möglich gewesen wäre. Ich bekam von meiner Kollegin ein Medikament verschrieben, das zu den sogenannten Dopaminagonisten zählt.

Da ich meine Beschwerden unter diesem dopaminähnlichen Wirkstoff verlor und scheinbar wieder gesund war, war dies leider eine Bestätigung der Diagnose: Morbus Parkinson. Dr. Koch-Wagner erklärte mir nach einer kurzen Beobachtungszeit, dass ich die sogenannte Rigor-Dominanz-Form der Erkrankung habe. Das ist die Form, bei der die Muskelanspannung im Vordergrund steht. Bei anderen Zustandsbildern steht das Zittern an erster Stelle, das ist der Tremor-Dominanz-Typ. Beide Formen haben ihre »Vor- und Nachteile«, aber beide sind nun mal Parkinson.

Bei Parkinson fehlt Dopamin

Ohne diesen Botenstoff können die unwillkürlichen Bewegungen nicht fließend ablaufend. Parkinson-Patienten müssen den Neurotransmittermangel durch regelmäßige Medikamenteneinnahmen ausgleichen.

Neben Alzheimer und Multipler Sklerose ist die Parkinson-Krankheit eine der großen degenerativen Erkrankungen des Nervensystems. Im Zwischenhirn sind die dunkel gefärbten Nervenzellen der Substantia nigra von einer frühzeitigen Degeneration betroffen. Diese – durch einen hohen Gehalt an Melanin fast schwarz aussehenden – Hirnzellen verlieren die Fähigkeit, den wichtigen Botenstoff Dopamin herzustellen. Für die Übermittlung von Bewegungsimpulsen aller unwillkürlichen Bewegungsabläufe ist der Neurotransmitter Dopamin erforderlich. Das sind die Bewegungen, über die wir nicht nachdenken müssen, die sozusagen automatisch erfolgen. Die unwillkürlichen Bewegungen werden neurologisch als »extrapyramidale Motorik« bezeichnet, weil sie nicht über die Pyramidenbahnen der Großhirnrinde laufen und damit unbewusst bleiben.

Bereits zu Beginn der Erkrankung steht dem Parkinson-Patienten nicht einmal mehr die Hälfte des erforderlichen Dopamins zu Verfügung. Das degenerative Geschehen lässt sich an manchen pathologischen Ablagerungen in den Nervenzellen wie Lewy-Körperchen oder alpha-Synucleinen feststellen, aber die Forschung hat noch keine endgültigen Ergebnisse, die beweisend sind für die Ursachen der Erkrankung.

Oft bestehen zunächst prämotorische Symptome wie Riechstörungen

Sehr zu beachten ist eine Theorie des Beginns der Erkrankung im Rahmen eines entzündlichen oder toxischen Geschehens im Magen-Darm-Trakt mit nachfolgender Ausbreitung über den Hirnstamm. Bevor die ersten Störungen der Motorik auftreten, werden die sogenannten prämotorischen Symptome beobachtet. Dazu gehören Riechstörungen, verminderte Darmbewegungen und allgemeine Symptome, wie erhöhte Stressanfälligkeit, Schlafstörungen, Kopfschmerzen, Störungen der Temperaturregulation, allgemeine Minderung der Leistungsfähigkeit, Rücken- und Herzschmerzen. Erst relativ spät machen sich in den Folgejahren die motorischen Störungen bemerkbar.

Wichtig zum Verständnis der Pathophysiologie der Parkinson-Krankheit ist noch, dass die Nervenzellen in der Substantia nigra nicht nur kein Dopamin mehr produzieren, sondern auch, dass in den Zellen kein Dopamin mehr gespeichert werden kann. Im gesunden Zustand wird das abrufbereite Dopamin in kleinen Vesikeln (Bläschen) gespeichert, wodurch eine kontinuierliche Ausschüttung gewährleistet ist und der Mensch alle Bewegungen ungehemmt ausführen kann. Beim Parkinson-Kranken ist durch den Verlust der Speicherungsfähigkeit des Dopamins keine dauernde Ausschüttung im Sinne eines Fließgleichgewichtes und damit keine gleichmäßige Bewegung mehr möglich. Daher müssen häufigere und regelmäßige Einnahmen der dopaminenthaltenden Medikamente erfolgen und die Uhrzeiten der Tabletteneinnahme möglichst genau eingehalten werden. Den Anordnungen der Neurologen muss man folgen.

Wie meine Familie es aufnahm

Die Diagnose Parkinson trafen meine Frau Tamara, unsere 15- und 25-jährigen Töchter und mich selbst sehr heftig. Meine Frau schildert hier, wie es ihr damit erging.

Tamara

Wir packen es zusammen!

» *Unsere Töchter und ich haben zuerst gar nicht gewusst, was die Parkinson-Krankheit eigentlich genau bedeutet. Wir dachten nur, dass es etwas ganz Schlimmes ist, was unser Leben stark beeinträchtigen wird. Jetzt stellten unsere Töchter und ich Helmut erst einmal viele Fragen zu der Krankheit und schauten auch in einem Gesundheitsbuch nach. Das Internet war damals noch nicht so aktuell.*

Ich weiß noch, dass die erste Nacht die allerschlimmste war. Ich hatte mich gedanklich so sehr mit der Krankheit beschäftigt und mir plötzlich alle Horrorszenarien vorgestellt, dass ich am ganzen Körper zitterte: Ich hatte große Angst. Es war so, als ob ich gar nicht mehr atmen konnte. Ich rang mit mir, Helmut zu wecken – aber ich wollte ihn in dieser Lage nicht zusätzlich belasten.

Ich war froh, als die Nacht zu Ende war und wir wieder miteinander reden konnten. Es ging ihm doch eigentlich ganz gut, so schlimm kann das doch alles gar nicht sein und werden. Ich versuchte, mich immer wieder aufzumuntern. Im Laufe des Tages wurde ich ein wenig zuversichtlicher, Helmut nahm mir die Angst, denn er sprach beruhigend auf mich ein und erklärte mir noch einmal die Symptome. Es beruhigte mich auch sehr, dass es Medikamente dagegen gibt.

Ich hatte aber plötzlich viele Erinnerungen an meinen Vater, der schon mit 42 Jahren eine Gehirnblutung erlitt, halbseitig gelähmt und fast blind war. Da dachte ich, dass jetzt auch bei meinem Mann Pflege, Rücksichtnahme,

Hilfe und Fürsorge angesagt seien, und dass das partnerschaftliche Leben ein Ende habe.

Ein Regenbogen gab uns Zuversicht

» *Da Helmut erst einmal 3 Wochen krankgeschrieben war, blieb er ja zuhause. Wir wollten trotz des unbeständigen, regnerischen Wetters einen kleinen Spaziergang im Park machen. Wir zogen uns ein bisschen wärmer an. Es war Anfang Mai. Wir schlenderten Hand in Hand durch den Wald auf einem schönen Weg durch die Natur, als uns plötzlich einige Sonnenstrahlen erreichten. Wir freuten uns, ich legte meinen Schal ab und es wurde schön warm. Der Spaziergang brachte uns Erleichterung und die Stimmung wurde besser und gelöster. Plötzlich hatten wir ein ganz wunderbares und einmaliges Erlebnis.*

Wir sahen über unserem Weg einen farbenfrohen Regenbogen am Himmel. Wir trauten unseren Augen nicht, denn wir standen direkt darunter. Wir blieben stehen, hielten uns an den Händen und waren so glücklich darüber, dass wir beide anfingen zu weinen. Ich weine jetzt auch während ich dies schreibe, weil es ein so einzigartiges Erlebnis war, das ich nie in meinem Leben vergessen werde. Es war wie im Märchen und wir sahen uns ungläubig an und begriffen erst allmählich, dass es wirklich stimmte, dass der wunderschöne Regenbogen direkt über uns stand. Wir sagten uns, dass vielleicht unsere lieben verstorbenen Verwandten und Freunde die »Hände im Spiel« hatten. Sie wollen uns ein Zeichen damit geben, dass alles gut wird, dass wir mit der Krankheit klar kommen, alles nicht so schlimm wird.

Ich versprach Helmut, immer zu ihm zu halten

» *Ich versprach meinem Mann bei diesem einzigartigen Erlebnis, immer zu ihm zu halten und ihn zu unterstützen, wo ich nur könne. Und er sagte, er wollte tapfer sein und: »Wir packen es zusammen.« Dieses Erlebte war so eine Erleichterung und gab uns solch eine Kraft, dass sie heute – nach 17 Jahren – noch anhält und auch noch weiterhin da sein wird. In schwierigen Situationen denken wir immer an diese Lichterscheinung, die uns die Energie, die Hoffnung und die gute Stimmung wiedergegeben hat. Es war wie ein Wunder, wie eine persönliche Offenbarung.*

Ich habe seitdem wieder gut geschlafen und kaum noch Angstgefühle gehabt. Natürlich habe ich viele Informationen über die Krankheit bekommen und bin letzten Endes der Meinung, sie ist zu bewältigen. Gott sei Dank ist es keine lebensbedrohliche Krankheit. Helmut hat natürlich insgesamt Glück gehabt, dass er als Facharzt schon frühzeitig erkannte, dass es sich um eine neurologische Erkrankung handelt, und dadurch schnell eine medikamentöse Behandlung eingeleitet wurde. Wie ich hörte, ist dies sehr wichtig, damit nicht so viele Zellen absterben, sondern schon entgegengewirkt wird (laienhaft ausgedrückt).

Auf jeden Fall sind wir bisher mit der Krankheit, den Beschwerden und oftmals auch schlechten Situationen fertig geworden und sind meistens guter Dinge. Zum Glück sind wir beide auch humorvoll und lachen sogar manchmal über schwierige Situationen, vielleicht »Galgenhumor«. Aber wir freuen uns des Lebens, was wir miteinander und mit unserer lieben Familie haben und erfreuen uns an Kleinigkeiten. Das wünsche ich allen: Genießen Sie das Leben, die Natur, die Familie, die Mitmenschen und versuchen, das Beste draus zu machen. «

Es war auch für mich ein geradezu transzendentes Erlebnis, auch ich spürte einen tiefen Trost, eine wundervolle Ermutigung. Für uns ist der Regenbogen ein Symbol für unsere Bewältigung der Krankheit geblieben.

Meiner Mutter haben wir, solange man mir noch kaum etwas anmerkte, zunächst noch nichts gesagt. Der jüngere Bruder meiner Mutter hatte ebenfalls Parkinson, und zwar in den 1960er Jahren, zu einer Zeit, als die Behandlungsmöglichkeiten noch lange nicht so gut waren. Das hatte meine Mutter damals sehr betrübt. Sicher hätte sie vermutet, dass wir ihr eine beschönigte Variante erzählen, um sie nicht zu belasten. Wir wollten nicht, dass sie sich unnötig sorgt, sondern erst einmal den Verlauf meiner Parkinson-Krankheit beobachten.

Irgendwann merkte es jeder

Vier Jahre später konnte ich meiner Mutter die Krankheit nicht mehr verheimlichen. Ich durfte ihr jedoch guten Gewissens berichten, dass die Medikamente und sonstigen Therapieformen inzwischen viel erfolgreicher waren als damals bei ihrem Bruder Klaus. Sie glaubte mir, zumal ich sie auch in der Folgezeit überwiegend in guten Phasen besuchte.

Unsere Töchter erfuhren von mir den mutmaßlichen Krankheitsverlauf. Die damalige Prognose kam dem späteren Beschwerdebild recht nahe. Meine Hoffnung auf einen günstigen Verlauf hat sich bisher im Großen und Ganzen bestätigt.

Es fühlte sich beinahe wie Muskelkater an

Im Vordergrund meiner Symptomatik stand in den ersten Jahren der sogenannte Rigor, eine Muskelanspannung, die sich beinahe wie ein Muskelkater anfühlt. Es handelt sich um eine unwillkürliche Anspannung, dabei wirkt man steif und »ungelenk«. Man geht leicht nach vorn gebeugt, da die Anspannung der Beugemuskeln überwiegt. Der Ruhetremor (Zittern) – ein weiteres wichtiges Symptom – war bei mir eher gering ausgeprägt und nur selten spürbar.

Das dritte Hauptsymptom, die Hypokinese (schlechte Beweglichkeit), auch Bradykinese genannt, bis hin zur Akinese (Unbeweglichkeit) wurde etwa nach 4 Jahren stärker. Ein kurzes Freezing (Einfrieren bis zum Stillstand) ist in den ersten 10 Jahren bei mir die Ausnahme geblieben.

Unangenehm ist auch das charakteristische Gegenteil der Hypokinesien: Die Überbewegungen, auch Hyperkinesien genannt. Diese Phasen sind häufig schwer zu therapieren, aber auch letzten Endes behandelbar.

Im Off kann ich nur noch Schlurfen

Die Off-Zustände sind etwa nach 10 Jahren häufiger geworden, sie haben sich seitdem ungefähr verdoppelt. Ich muss mich ein- oder zweimal am Tag mit Off-Zuständen arrangieren, die im Durchschnitt 1–2 Stunden anhalten können. Wenn ich sehr viel Glück habe, ist das Off auch schon mal nach 20 Minuten vorbei.

Das Tückische an den Off-Zuständen ist ihr plötzliches Auftreten. Meistens haben wir Parkinson-Patienten keine Zeit, uns darauf einzustellen. Die Phasen sind nicht voraussagbar, weder vom Zeitpunkt noch von der Dauer des Auftretens – und damit kaum planbar. Wie man sich dennoch darauf vorbereiten bzw. die Beeinträchtigungen möglichst gering halten kann, wird auch ein Thema dieses Buches sein.

Im Off fällt es sehr schwer, aus dem Sitzen aufzustehen. Man kann nur sehr mühsam und kleinschrittig gehen, die Trippelschritte sind unübersehbar. Drehbewegungen des Rumpfes sind stark erschwert, das flexible Drehen und Wenden, vor allem auch das Drehen auf der Stelle, sind erheblich beeinträchtigt. Auch das Überschreiten einer Türschwelle oder sonstiger hinderlicher Passagen ist in typischer Weise gestört. Wenn man beispielsweise in der Oper oder im Fußballstadion in eine Sitzreihe geht, wird das Vorbeigehen an den sich erhebenden Mitbesuchern sehr schwierig, weil man sich zu langsam und sehr unbeholfen bewegt.

Was ist mit »On« und »Off« gemeint?

On ist der Zustand, den der Patient bei guter Tagesform und bei guter Wirkung der Medikamente noch erreichen kann. Das kann über viele Jahre so gut sein, dass medizinisch nicht erfahrene Menschen dem Betroffenen im On nichts anmerken. Off bedeutet schwere Bewegungshemmung, sowohl feinmotorisch als auch bei allen größeren Bewegungsabläufen der Arme, Beine, der Wirbelsäule, des Beckens und des Rückens. Die Bewegungen können kurzfristig ganz Einfrieren (»Freezing«). In späteren Krankheitsstadien gibt es darüber hinaus zwischen diesen beiden Extremen rasch hin und her schwankende Symptome, die sogenannten On-Off-Phasen.

Nach außen erkennbar ist neben dem feinschlägigen Zittern (dem Ruhetremor) vor allem der kleinschrittige, schlurfende Gang, der bei mir im Off sehr ausgeprägt sein kann. Dabei sind die Arme leicht gebeugt und der Oberkörper ist nach vorn geneigt. Das sind wohl die auffälligsten und bekanntesten Krankheitszeichen.

Die Feinmotorik ist auch betroffen

Wenn ich mir einen Merkzettel geschrieben habe, kann ich diesen im günstigsten Fall hinterher selbst noch lesen, aber niemand sonst. Parkinson hat mein Schriftbild stark verändert. Von der lateinischen Ausgangsschrift, die ich einmal in der Grundschule gelernt habe, bin ich sehr weit entfernt. Während ich schreibe, wird mein Schriftbild immer kleiner und unleserlicher. Gegen Ende eines Satzes mache ich nur noch winzige Hieroglyphen. Inzwischen habe ich es mir längst angewöhnt, in Druckbuchstaben zu schreiben, das geht deutlich leichter und ist vor allem besser lesbar. Man nennt dieses Schriftphänomen bei Parkinson auch Mikrografie.

Das Anziehen fällt schwer

Ungeschickter sind auch so manche Fingerfertigkeiten des Alltags geworden, verbunden mit kleineren, uneffektiven Bewegungen und besonderen Schwierigkeiten der Streckbewegungen, die beim Ankleiden eine große Rolle spielen.

Beim Essen geht oft was daneben

Beim Essen geht fast bei jeder Mahlzeit ein wenig zu Boden, wenn ich mich nicht genau auf die Bewegungen konzentriere, die zum gesitteten Essen erforderlich sind. Ich vermeide es zum Beispiel, in der Öffentlichkeit Suppe zu essen. Schluckstörungen, die ebenfalls bei vielen

Die Lesbarkeit ist Glücksache

Parkinson hat mein Schriftbild verändert. Die Abbildung zeigt die Veränderungen meiner früher eigentlich gut lesbaren Handschrift (obwohl ich Arzt bin). Für alle, die meine Handschrift nicht entziffern können:
Wie unlesbar wird meine Schrift,
glaubt nur nicht, ich wäre bekifft,
meine Mikrografie
zeigt diese Kopie.
Es liegt ganz bestimmt nicht am Stift.

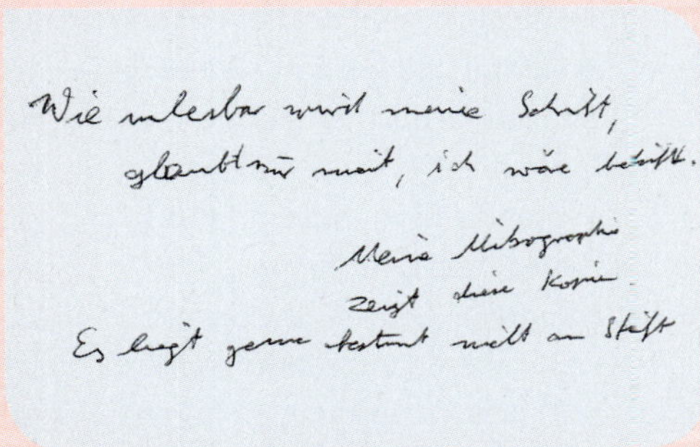

Meine Handschrift ist nur noch schwer zu entziffern – auch für mich.

Parkinson-Patienten auftreten, wären bei mir sicher häufiger, wenn ich mich nicht dazu zwingen würde, unmittelbar vor dem Schlucken nicht mehr zu reden.

Wir sprechen schnell, leise und nuschelig

Die Ähnlichkeit des immer kleiner und unleserlicher werdenden Schriftbildes zum schnellen, leisen, und immer unverständlicheren Sprechen wird deutlich. Für beides gibt es den Oberbegriff »Festination«. Festina ist lateinisch und heißt »Eile«. Die geschriebenen und die gesprochenen Sätze sind zu schnell, zu eilig, zu getrieben vorgetragen, bis hin zur Unleserlichkeit bzw. Unverständlichkeit. Hier wird die logopädische Hilfe unentbehrlich. Das langsame, laute und deutliche Sprechen muss immer wieder geübt werden, sonst kann man uns schließlich nicht mehr verstehen. Auch wenn in den ersten Jahren der Erkrankung noch keine Auffälligkeiten beim Sprechen zu beobachten sind, sollte ein möglichst früher Beginn der logopädischen Therapie erfolgen.

Mimische Starre: ungewolltes Pokerface

Wir Parkinson-Patienten müssten gute Pokerspieler sein, jedenfalls was den unbeweglichen Gesichtsausdruck angeht. Unsere starre Mimik ist nicht »entzifferbar«, wir wirken cool und manchmal abweisend, was wir aber häufig gar nicht sein wollen. Auf Fotos sieht man oft nicht mehr gut aus, was daran liegen kann, dass wir entweder schon vor der Erkrankung nicht besonders gut aussahen, oder an einer Bewegungsarmut der mimischen Muskeln leiden, die letzten Endes auch für das Lächeln zuständig sind. Meine Mimik ist noch halbwegs annehmbar, sagen liebe Mitmenschen zu mir, vielleicht auch ein Ausdruck ihres Taktgefühls. Dennoch finde ich, dass mein Lächeln verkrampft wirkt. Verdrießlich schauen kann ich recht gut.

Auch mein Blutdruck fährt Achterbahn

Neben der beschriebenen motorischen Symptomatik gibt es die erheblichen Störungen des vegetativen Nervensystems, auch unwillkürliches oder autonomes Nervensystem genannt. So sieht die vegetative Symptomatik bei mir aus: Ich erlebe häufig wechselnde Störungen des Temperaturempfindens zwischen Frieren und Schwitzen, oder starker Wärmeempfindung. Manchmal, besonders im Sommer, bin ich klatschnass geschwitzt. Die unwillkürliche Regelung einer passenden Wärmeabgabe des Körpers funktioniert nicht, ähnlich wie die defekte Klimaanlage eines Autos. Im Off kann man also – auf das Autofahren bezogen – ohne Klimaanlage und ohne Benzin sein! Man fühlt sich kraftlos und bewegungsunfähig. Ich habe neben dem Schwitzen und der Bewegungsverlangsamung (Hypokinese) häufig noch Muskelschmerzen in den Armen, den Beinen und dem Nacken. Die vegetativen Parkinson-Symptome sind ebenfalls starken Schwankungen unterworfen, ähnlich wie die motorischen Symptome.

Weitere Störungen des unwillkürlichen (vegetativen) Nervensystems sind Blutdruckschwankungen, Störungen der Pulsfrequenz, Störungen beim Wasserlassen und eine sehr typische Neigung zur Verstopfung. Bei mir ist dieser vegetative Bereich stärker ausgeprägt: Ich habe zu häufigen Harndrang (Pollakisurie) und kenne alle öffentlichen Toiletten in meinem Wohnort, in Ämtern und Geschäften, weil ich sehr häufig darauf angewiesen bin. Gegen die Verstopfung trinke ich 2-mal am Tag Macrogol oder Movicol. Diese als Getränke zubereiteten Abführmittel sind sehr gut verträglich.

Ach ja, einen Herzinfarkt hatte ich auch noch

Zu meinem Gesundheitszustand, außerhalb der Parkinson-Krankheit, sei Folgendes ergänzt: Vor 6 Jahren erlitt ich einen Herzinfarkt und wurde in der medizinischen Hochschule Hannover mit einem Stent versorgt. Koronare Herzbeschwerden aufgrund verengter Herzkranzgefäße habe ich seitdem nicht mehr. Allerdings gab es im Rahmen von Off-Zuständen Blutdruckerhöhungen, die ich schon erwähnt habe. Dieses Problem ist deutlich geringer geworden, nachdem ich 10 kg abgenommen hatte. Dabei hielt ich keine besondere Diät ein, sondern ich habe einfach nur noch »die Hälfte« gegessen und viele Süßigkeiten weggelassen. Durch das geringere Körpergewicht hat sich mein Allgemeinbefinden spürbar gebessert. Ich bin 1,82 m groß, wiege derzeit 82 kg.

Tamara

Wir achten jetzt beide auf unsere Gesundheit

» *Ich finde es auch toll, jetzt wieder so einen schlanken Mann zu haben! Er sieht super aus! Natürlich muss ich ebenfalls auf mein Gewicht aufpassen, ich mag ja auch so gern Schokolade, Süßigkeiten und Kuchen. Wir versuchen, kalorienarm zu kochen und im Sommer viel Fahrrad zu fahren.* «

Wie es beruflich weiterging

Meinen Arbeitsalltag musste ich stressfreier gestalten. Ich bin sehr dankbar, dass Vorgesetzte und Mitarbeiter mich in dieser Hinsicht so rücksichtsvoll behandelt haben. Meinen Chef, Herrn Prof. Dr. Gunter Kruse, mit dem ich immer harmonisch kooperierte, habe ich umgehend über die Krankheit informiert. Er war der Nachfolger im Amt des vorigen Chefarztes Prof. Stucke, von dem noch die Rede sein wird. Gunter Kruse ist ein erfolgreicher Psychiatrie-Reformer und hat in Hannover eine ganze Menge an wichtigen sozial-psychiatrischen Maßnahmen durchgesetzt. Er hat sehr viel für die Klinik getan und beträchtliche Verbesserungen in der beruflichen Rehabilitation von Psychiatrie-Patienten erreicht.

Professor Kruse reagierte sehr hilfsbereit und fürsorglich und schlug mir vor, nicht mehr im Akutbereich tätig zu sein. Ich übernahm die Leitung unserer Tagesklinik in Hannover, wo die therapeutischen Teams ausgesprochen freundlich und verständnisvoll waren. Die Mehrzahl meiner ambulanten Patienten in Langenhagen blieb mir erhalten, sodass sie nicht durch meine Erkrankung plötzlich ihren Therapeuten verloren. Später musste ich ihnen selbstverständlich rechtzeitig mitteilen, dass ich krankheitsbedingt in den Ruhestand gehen würde. Bis zu meiner Berentung habe ich noch 5 Jahre weiter gearbeitet, es war letztlich eine erfüllende ausklingende Berufstätigkeit.

Auch meine Tätigkeit als Referent der Ärztekammer Niedersachsen auf der schönen Nordseeinsel Langeoog konnte ich noch 5 weitere Male ausüben. Von dieser jährlich stattfindenden Veranstaltung »Autogenes Training für Fortgeschrittene« wird noch berichtet.

Insgesamt wurde ich bisher 4-mal stationär in der Elena-Klinik in Kassel und 3-mal in der Neurologie des Nordstadt-Krankenhauses Hannover behandelt. Ambulant wurde ich von der Kollegin Frau Dr. Koch-Wagner ärztlich betreut, die mich auch vorher schon lange kannte.

Jetzt weiß ich auch, wie sich Panikattacken anfühlen

Als die Off-Zustände nach etwa 5 Jahren an Intensität zunahmen, glaubte ich vorübergehend, dass dies jetzt so bleiben oder sogar noch schlimmer werden würde. Damals hatte ich sogar mit Panikattacken auf einzelne Off-Phasen reagiert. Das kann ich jetzt, nach weiteren 10 Jahren, als scheußliche, aber eigentlich nicht so gefährliche Zustände bezeichnen.

Wäre ich mein eigener Ratgeber gewesen, hätte ich mich gut trösten können, mir neue Motivation für die nächsten 10 Jahre gegeben. Aber erst durch eigenes Erleben, man höre und staune, denn immerhin war ich ja Oberarzt der Psychiatrie, hatte ich zum ersten Mal wirklich verstanden, was es heißt, schwere Ängste oder Panikattacken zu haben.

Alle Angstpatienten, die ich betreut habe, bitte ich nachträglich gewissermaßen um Vergebung, sollte ich nach ihrem Empfinden nicht genug Verständnis für sie aufgebracht haben. Ich hatte sie zwar freundlich und für meine Begriffe einfühlsam behandelt, aber dennoch hatte ich keine Ahnung von den wirklich grauenvollen Befindlichkeiten der Patienten mit Panikattacken oder anderen Angsterkrankungen. Man kann so etwas nur dann richtig nachempfinden, wenn man selbst etwas Derartiges durchgemacht hat. Das sind für mich wichtige Erlebnisse und Erfahrungen im Rahmen der Krankheit und nachträglich für meine persönliche berufliche Weiterbildung.

Der holländische Psychiater und Klinikleiter, Piet Kuiper, hat in seinem Buch »Seelenfinsternis« beschrieben, wie er selbst in eine schwere Depression geriet. Er war einer der führenden Depressionsforscher in Europa. Er hätte niemals geglaubt, davon berichtet das Buch, wie schlimm die Depression dann bei ihm wurde. Er habe ein völlig neues Verständnis für die Krankheit und für die Patien-

Abführmittel: Ja, bitte!

Bei Verstopfung sollten Parkinson-Patienten verträgliche Abführmittel verwenden, weil eine regelmäßige Darmentleerung oder eine normale Darmpassage zu einer besseren Aufnahme der Anti-Parkinson-Medikamente führt. Selbst bei noch so gewissenhafter und genauer Einnahme der Medikamente ist eine gleichmäßige Resorption (Aufnahme ins Blut der Dünndarmwände und weiter in den Stoffwechsel) nicht erreichbar, wenn immer wieder »Stillstand im Darm ist«, also Verstopfung vorherrscht. Die Folge sind sogenannte Wirkfluktuationen, also Wirkungsschwankungen, die aber auch andere Gründe haben können.

ten bekommen: »Ich habe geglaubt, sehr viel über Depressionen zu wissen, aber ich wusste nichts«, sagte er wörtlich auf einer Tagung in Lindau am Bodensee.

Wie wird Parkinson diagnostiziert?

Wenn typische Symptome wie Kleinschrittigkeit auffallen, denkt jeder Arzt gleich an Parkinson. Doch viele Vorläufersymptome bestehen unerkannt oft schon Jahre vorher.

Die Hauptsymptome

Es gibt 4 Hauptsymptome für die Parkinson-Diagnose, die die Bewegung betreffen (motorische Symptome):

- Bradykinese/Akinese: Eine Bewegungsverlangsamung oder -unfähigkeit muss vorhanden sein. Zusätzlich besteht mindestens eines der folgenden Symptome.
- Rigor: eine oft schmerzhafte Steifigkeit der Muskulatur.
- Ruhetremor: also ein Zittern (oft zunächst der dominanten Hand) in Ruhe, das bei Bewegung abnimmt oder aufhört.
- Posturale Instabilität: eine charakteristische Gleichgewichtsstörung. Der einfache ärztliche Test hierfür ist ein kleiner, unvermuteter Stoß im Stehen. Der Neurologe prüft so, ob der Patient das Gleichgewicht noch halten kann. Falls nicht, stützt er ihn natürlich.

Neben diesen Symptomen müssen unterstützende Kriterien vorhanden sein, beispielsweise ein einseitiger Beginn (das war bei mir ja der Fall) oder das eindeutige Ansprechen auf L-Dopa (auch das war bei mir gegeben). Meine Diagnosestellung war daher einfach und eindeutig. Es gibt auch Zustände und Erkrankungen, die Parkinson-Symptome hervorrufen, ohne dass ihnen tatsächlich eine Parkinson-Erkrankung zugrunde liegt. Daher muss der Neurologe auch überprüfen, ob Ausschlusskriterien für die Diagnose vorliegen.

Unspezifische Beschwerden (»Vorläufersymptome«)

Die frühesten Parkinson-Symptome sind allerdings noch nicht die charakteristischen Bewegungsstörungen, sondern andere Beschwerden, die man zunächst kaum mit einer neurologischen Krankheit in Verbindung bringen würde. Diese können bereits jahrelang vorhanden sein, bevor die typischen Bewegungsstörungen zutage treten. Im Arztgespräch, in dem nach Parkinson-spezifischen Merkmalen gefragt wird, sollten zunächst auch unspezifische, frühe Anzeichen zur Sprache kommen. Sie können auch selbst die Fragen durchgehen. Da es »unspezifische Beschwerden« sind, können sie auch bei anderen Krankheiten vorkommen, wären aber bei einer deutlichen Häufung und in dieser Kombination bereits verdächtig für Parkinson. Gedrückte Stimmung, Ängste und Schlafstörungen kommen beispielsweise auch bei einer Depression vor, allerdings nicht in Verbindung mit Riechstörungen und vermehrtem Urinlassen.

- Haben Sie in der letzten Zeit ein Nachlassen Ihrer Leistungsfähigkeit bemerkt?
- Haben Sie Schlafstörungen bekommen?
- Haben Sie Albträume?
- Sprechen, schreien oder singen Sie im Schlaf?
- Ist Ihre Nachtruhe durch mehrfaches Urinlassen gestört?
- Schwitzen Sie häufiger als früher?
- Haben Sie das Gefühl, insgesamt langsamer geworden zu sein?
- Haben Sie eine Schwerfälligkeit des Denkens festgestellt?
- Haben Sie das Interesse an manchen Themen verloren?
- Sind sie manchmal grundlos gedrückter Stimmung?
- Leiden Sie an Angstzuständen oder allgemeinen Lebensängsten?
- Haben Sie Geruchsstörungen oder Geschmacksstörungen festgestellt?
- Wurde ein stark schwankender Blutdruck beobachtet?
- Leiden Sie an Verstopfung?
- Müssen sie häufiger als früher Urin lassen?
- Haben Sie häufiger Kopfschmerzen oder ein Druckgefühl im Kopf?
- Leiden Sie an Schmerzzuständen im Nacken, in der Brust oder im Lendenbereich?
- Haben Sie häufiger als früher Schulter- und Nackenschmerzen?

Spezifische Beschwerden

»Spezifische Beschwerden« bedeutet, dass diese Symptome kennzeichnend sind für Morbus Parkinson. Wenn Sie auch nur eine der Fragen mit Ja beantworten müssen, sollten Sie zur Abklärung einen Arzt aufsuchen. Je mehr auf Sie zutrifft, desto größer ist der Parkinson-Verdacht. Aber es könnte auch etwas anderes dahinter stecken.

- Sind Sie öfter bei kleinen Bewegungen der Hände und Finger ungeschickt?
- Dauert es länger als früher, wenn Sie eine Tür aufschließen?
- Sind Ihnen Steifigkeit und Muskelanspannung aufgefallen?
- Hat sich Ihre Handschrift verändert mit Verkleinerung der Buchstaben?
- Werden Sie oft akustisch nicht verstanden?
- Ist Ihnen oder anderen Menschen ein Zittern der Hände oder Arme aufgefallen?
- Haben Sie manchmal beobachtet, nicht richtig gerade zu sitzen oder zu stehen?
- Sind Sie in der letzten Zeit öfter gestürzt?
- Sind Ihnen Gleichgewichtsstörungen aufgefallen?
- Sind Ihre Schritte am Ende einer kurzen Gehstrecke kleiner geworden?
- Können Sie sich im Bett nicht mehr so gut umdrehen?
- Schlagen Sie im Schlaf um sich?
- Sind Ihre Bewegungen manchmal schwerfälliger, langsamer, nicht mehr so flüssig?

- Ist die Beweglichkeit nur in einer Körperhälfte verringert?
- Können Sie sich ein Hemd oder eine Bluse nicht mehr gut zuknöpfen?
- Fallen Ihnen gewohnte, alltägliche Bewegungen schwerer als früher?

Anfreunden oder nur »entfeinden«?

Wir Betroffene müssen uns notgedrungen an Parkinson gewöhnen. Das macht jeder von uns auf seine individuelle Art und Weise, dennoch können wir uns darüber gut verständigen.

Die Krankheit muss in unser Leben eingebaut werden, auf sehr vielen verschiedenen Ebenen, mit großen Anforderungen, mit Kampfgeist und mit Durchhaltevermögen. Ideal wäre es, wenn wir uns mit Parkinson »anfreunden« könnten. Freundschaftliche Gefühle wollen in uns jedoch auch nach vielen Jahren der »Beziehung« nicht so recht aufkommen. Der »Lebensabschnittsgefährte« wird eher mit abfälligen Bezeichnungen bedacht, die nicht auf eine Freundschaft schließen lassen. Er ist eben nur ein Gefährte, ein schicksalhafter mit uns gehender Zeitgenosse, den wir in der Anfangsphase der Krankheit kaum oder gar nicht kennen. Er ist ein Miesmacher, Trottel, Gegner, Spaßbremser, gemeiner Hund, Blödmannsgehilfe, Scheißkerl, Sadist, Schweinehund … Bitte diese Reihe einmal übungshalber um mindestens 3 negative Ausdrücke fortsetzen! Auf seine Kameradschaft könnten wir jederzeit verzichten.

Den Dämon »Parkinson« enttarnen

Wir müssen uns aber auf ihn einlassen und man tut gut daran, ihn genauer kennenzulernen. Mehr Kenntnisse, mehr Wissen über ihn zu haben, ist sehr wichtig für uns, macht uns weniger ohnmächtig, verringert unsere Ratlosigkeit und mindert unsere Ängste. Ein ferner, unbekannter Parkinson-Dämon erscheint uns weitaus gefährlicher als ein gut durchschaubarer und enttarnter Gefährte Parkinson. Wir können ihm besser begegnen, immer wieder mal ein Schnippchen schlagen. Es verschafft uns Erleichterung, macht uns mutiger und weniger anfällig, wenn wir mehr über ihn wissen und unsere Erfahrungen austauschen. Kleine Teilsiege sind Triumphe für uns. Parkinson ganz zu besiegen, ist leider nicht möglich. Wir müssen diesen Herrn in uns eingliedern, integrieren.

Bei der Beschreibung unserer Beziehung zu Parkinson müssen wir dem fernen, »feindseligen« Anteil gerecht werden. Eine Annäherung an den Feind ist mit der Wortschöpfung »Entfeinden« denkbar. Mir erscheint diese Formulierung passender und plausibler als das »Anfreunden«. Wer sich mit Parkinson anfreunden könnte, findet meine Bewunderung. Aber ich glaube, so etwas dürfte nur den wenigsten Parkinson-Patienten gelingen.

Beeindruckt hat mich die Aussage des Theologen Jürgen Mette, der in seinem Parkinson-Buch (siehe Service) offen und ohne Beschönigung schreibt: »So weit bin ich noch nicht, dass ich in dieser heimtückischen Krankheit ein Glück vermuten könnte.« Er hat seit 6 Jahren Parkinson, führt aber die Festigung, Vertrauenswürdigkeit und Erneuerung seines Glaubens auch mit auf den »Herrn Parkinson« zurück. Seine Vorträge und Predigten seien authentischer geworden. Er müsse nicht mehr den starken Menschen nach außen kehren. »Die Erfahrung von Schwäche, macht mich barmherziger, vielleicht auch geduldiger«, schrieb er. Insofern hat Mette seine Form der Bewältigung der Krankheit vielleicht schon gefunden.

Parkinson hat nicht nur Schattenseiten

Parkinson wird zu einem Teil von uns. Wir können uns schließlich kaum noch vorstellen, wie unser weiteres Leben ohne Parkinson verlaufen wäre. Ich male mir jetzt einmal aus, was ohne Parkinson hätte sein können: Ohne Parkinson hätte ich kein Buch geschrieben, hätte ich vielleicht nicht angefangen, zu malen, hätte ich wahrscheinlich das wunderschöne Boule-Spiel nie begonnen, sondern weiterhin Tennis gespielt. Ohne Parkinson wäre ich vielleicht durch größeren beruflichen Stress an anderen Krankheiten erkrankt. Ohne Parkinson wäre ich vielleicht alberner, übermütiger und oberflächlicher geworden und nicht ganz so freundlich und einfühlsam, wie ich jetzt zu sein meine. Parkinson hat nicht nur Schattenseiten. Ich will einmal ein altes Sprichwort umkehren: »Wo viel Schatten ist, ist auch Licht!«

Man kann sich mit Leidensgenossen zusammenschließen, in Freundeskreisen oder Selbsthilfegruppen und über alle Themen sprechen Diese Zusammenkünfte stellen immer einen wichtigen Ort der Weitergabe von Wissen und Erfahrung dar. Hier können wir uns gemeinsam über Parkinson beschweren und uns gegenseitig ermutigen.

Kleiner Rückblick auf meine jungen Jahre

Im idyllischen Heidestädtchen Uelzen bin ich 1948 geboren und zusammen mit 2 älteren Brüdern aufgewachsen. Beide sind Lehrer. Meine Mutter war Lehrerin und starb kürzlich mit 98 Jahren in einem Seniorenzentrum in Uelzen. Mein Vater verstarb 1990 im Alter von 75 Jahren an wiederholt auftretenden Herzinfarkten. Er war in der Verwaltung tätig. Er ist mir in guter Erinnerung als weiser Vater mit einem großen Interesse an Philosophie und Theologie.

In meiner Jugendzeit lief alles glatt, kein Kummer mit Eltern oder Brüdern, keine 5 oder 6 im Zeugnis. Ich war das jüngste Familienmitglied. Die Eltern und die beiden älteren Brüder verwöhnten mich. Ich war der kleine Helmut, den alle mochten und galt als drollig und beliebt. Nach dem Abitur am Herzog-Ernst-Gymnasium in Uelzen hatte ich die Wehrpflichtzeit nur zur Hälfte abgeleistet. Meine Kriegsdienstverweigerung brachte mich dann letztlich zur Medizin: Ich habe die restlichen 9 Monate in einem hamburgischen Krankenhaus als Krankenpflegehelfer verbracht. Damals gab es noch Frauen- und Männerstationen.

Beim Zivildienst sah ich Parkinson in seiner schwersten Form

Ich arbeitete 1968 auf einer Männerstation und kann mich an mehrere ältere Patienten erinnern, die an Parkinson litten, aber noch nicht von der L-Dopa-Medikation profitieren konnten. Erst kurze Zeit später bekamen die ersten Patienten in Deutschland diese wichtigen Anti-Parkinson-Mittel. Die Zustandsbilder, die ich in Erinnerung habe, waren alle schwere Pflegefälle. Wie haben sich doch die Zeiten und die therapeutischen Möglichkeiten seitdem verbessert!

An der Universitätsklinik Hamburg-Eppendorf absolvierte ich den vorklinischen Teil des Medizinstudiums. Es war eine mühsame Paukerei bis zur ärztlichen Vorprüfung, die früher »Physikum« genannt wurde. Wer sich nicht gründlich vorbereitet hatte, fiel durch. Wer durchfiel, durfte nur ein einziges Mal die Prüfung wiederholen. Gottlob blieb mir dieser Weg erspart.

Nach dem vorklinischen Studium wechselte ich an die medizinische Hochschule Hannover. Hier hatte ich mehr Kontakte zu Kommilitonen, vieles war kleiner und familiärer als in Hamburg. Zum Examen halfen wir uns gegenseitig in einer kleinen Gruppe von Kommilitonen. In den Semesterferien machte ich Nachtwachen in den hannoverschen Kliniken. Dabei fiel mir auf, dass ich relativ schnell mit den Patienten ein Vertrauensverhältnis herstellen konnte, vielleicht durch die pflegerische Erfahrung des Zivildienstes. In mir reifte der Plan heran, Psychiater zu werden.

Schlüsselerlebnis für meine Berufswahl

In dieser Zeit erinnerte ich mich an ein Ereignis in meiner Heimatstadt Uelzen: Ich war 10 Jahre alt und kam mittags von der Schule nach Hause, als mir mein Fußballkumpel Günther entgegenkam, der rief: »Da vorne ist vielleicht was los! Da schreit eine Frau die Kinder an« – Vor einem Reihenhaus stand im 1. Stock eine etwa 50-jährige Frau im Morgenmantel an einem geöffneten Fenster und warf Gegenstände auf die Straße. Unten war eine johlende und lachende Kinderschar, die von ihr beschimpft wurde, »ihr Schweine« und andere Schimpfwörter hörte ich.

Die muss krank sein, dachte ich, ohne als Zehnjähriger ahnen zu können, dass diese Frau – aus meiner jetzigen Sicht –

offenbar an einer schizophrenen Psychose litt. »Die Polizei kommt gleich«, sagte ein Mann zur aufgeregten Kinderrunde. Ein Streifenwagen fuhr vor und nahm die Ärmste mit, die sich nur zu Anfang dagegen wehrte. Zu Hause erzählte ich alles meiner Mutter. Sie beruhigte mich und sagte, dass sie bestimmt in ein Krankenhaus gebracht wird, vielleicht in eine Lüneburger Anstalt. Meine Mutter meinte damit das spätere Landeskrankenhaus Lüneburg. Dieses Erlebnis hatte einen nachhaltigen Eindruck auf mich gemacht und dürfte ein Schlüsselerlebnis für meine Berufswahl gewesen sein.

Partnerschaftskonflikte: Bosheiten aus dem Off

Unseren Ehepartnern oder Lebensgefährten wird einiges abverlangt. In gewisser Hinsicht sind sie genauso betroffen wie wir selbst. Wir dürfen es uns nicht zu leicht machen, dürfen uns nicht gehen lassen, dürfen den helfenden Partner nicht unnötig fordern. Wir Parkinson-Patienten haben eine Verantwortung gegenüber den helfenden Personen und uns selbst gegenüber. Wenn wir uns nicht selbst fordern, werden wir hilfloser und damit ängstlich und depressiv gestimmt, letzten Endes wirklich unselbständig.

Es gibt typische Partnerschaftskonflikte, die natürlich überall und in jeder Ehe vorkommen können. Bei einer Krankheit wie Parkinson jedoch, die vermehrt zu vielfältigen und kollusiven Verwicklungen in der Partnerbeziehung führen kann, ist besondere Einsicht und Rücksicht geboten. Wenn der helfende Teil selbst gestresst und abgespannt ist, muss man als Parkinson-Patient Fingerspitzengefühl entwickeln und sie/ihn nicht noch mit Hilfeleistungen fordern, die aufschiebbar oder eigentlich gar nicht nötig sind. Wenn es einem besser geht, kann man für die Hilfen mit kleinen Aufmerksamkeiten danken.

Auch Engeln reißt mal der Geduldsfaden

Meine Frau ist wirklich ein Engel: Sie ist immer hilfsbereit und freundlich. Eine bessere Frau kann ich mir nicht vorstellen. Bei der Partnerwahl vor mehr als 35 Jahren habe ich es richtig getroffen. Sie ist als Partnerin und Ehefrau großartig. Wir haben eine gemeinsame Tochter Simone, und aus Tammis erster Ehe die Tochter Cati, die uns eine inzwischen 16-jährige Enkeltochter Cheyenne geschenkt hat. Der familiäre Zusammenhalt ist sehr groß. Ich fühle mich von allen getragen, von Tammi, von meinen Töchtern, von meiner Enkeltochter, von meinen Brüdern, von meinen Schwägerinnen und meinem Schwager wie auch von den Partnern meiner Töchter.

Doch die Parkinson-Erkrankung bringt nicht nur mich, sondern auch meine Frau gelegentlich an ihre Grenzen. Dieser schroffe Begleiter hat auch Tammis Leben verändert. Sie ist ständig bemüht, verhält sich sehr angemessen, aber selbst ihr wird es gelegentlich zu viel. Wenn sie sich kritisch äußert, mich tadelt oder mein Verhalten missbilligt, hat sie fast immer völlig Recht.

Ein sinnloser Ehestreit im Off

Wenn ich mich in dem charakteristischen, bewegungsarmen oder fast bewegungslosen Zustand befinde, also im Off, bin ich manchmal so vom Negativen beherrscht, dass ich ihr gegenüber ungerecht werde. Ich kann oder will dann nicht »bitte« sagen und werde darüber hinaus noch verletzend. Ich werte sie ab und beleidige sie sogar manchmal. Wenig später schäme ich mich dafür und bitte sie um Entschuldigung:

Kürzlich fuhr Tammi mich von Hannover nach Hause in unsere Wohnung nach Langenhagen. Ich selbst sitze krankheitsbedingt seit 4 Jahren nicht mehr am Steuer. Tammi fährt mich überall hin. Was war passiert?

Kurz vor der Autobahnüberführung gab es einen völligen Stillstand in beiden Fahrtrichtungen. Wer auf die Autobahn wollte, blieb auf dem Zubringer stehen. Ich wollte schnell nach Hause zu meinen Medikamenten und auf die Toilette. Noch war ich ruhig. Tammi und ich hatten noch nicht wissen können, dass 1 Stunde Stau folgen sollte. Wir wurden auf eine harte Geduldsprobe gestellt.

Noch sprachen wir freundlich miteinander, aber ich geriet leider in ein Off. Dieser Zustand kann wie ein Blitz aus heiterem Himmel eintreten. Zunächst war das Off noch leicht, sodass ich glaubte, es noch verheimlichen zu können. Ich beobachtete argwöhnisch, wie freundlich Tammi andere Autofahrer vorließ, die zum Beispiel von der Autobahnspur wieder herunter wollten. Ehrlich gesagt bin ich im Off manchmal eifersüchtig darauf, wie entgegenkommend und hilfsbereit sie anderen Menschen gegenüber ist. Ich denke dann, dass ich allein ihre volle Zuwendung bekommen sollte. Plötzlich sagte ich: »Du hast einen behinderten Mann im Auto, der dringend nach Hause muss, aber du lässt dauernd andere vor.« Jetzt wusste sie, dass ich im Off war. Ich bildete mir plötzlich ein, dass Einheimische, die nicht auf die Autobahn wollen, bevorzugt durchgelassen werden müssen.

Es entbrannte ein ebenso typischer wie sinnloser Ehestreit. Ein Wort gab das andere. Wir waren im Stau, ich war im Off und wir stritten. Nichts ging mehr! Ich warf meiner lieben Frau manche Beleidigung an den Kopf, sie rede Schwachsinn, sie sei bekloppt, könne nicht »Nein« sagen. »Heidekönigin« war noch die netteste Bezeichnung für meine bedauernswerte Frau.

Der für mich nach wie vor rätselhafteste Aspekt der Erkrankung ist der unglaublich große Unterschied zwischen den

Schlecht gelauntes Gedicht

Bin so schlecht gelaunt im Off,
kriege mit der Liebsten Zoff.
Komm ich wieder dann ins On,
bin ich lieb, sie weiß das schon.
On und Off und Off und On –
wechselhaft ist Parkinson!

Befindlichkeiten im Off (Bewegungsarmut, schlechte geistige und seelische Verfassung) und im On (freie Beweglichkeit, sich beinahe wieder gesund fühlen). Auch meine Frau ist über diesen kaum vorstellbaren Kontrast immer wieder verwundert. Sie erlebt es fast wie einen Wechsel der Persönlichkeit.

Nach unruhigem Schlaf ging ich hart mit mir ins Gericht. Ich hörte auf die Stimme meines »inneren weisen Mannes«. Der sprach klipp und klar zu mir: So geht es nicht weiter. Tu was, schenke ihr etwas, aber nichts Banales! Schließlich kam ich von selbst darauf, was ich tun wollte: Sie bekam eine von mir gemalte Urkunde zur Verleihung der Ehrendoktorwürde, ihren Lieblingslikör und eine dunkelrote Baccara-Rose. Im Übrigen wird mir jeder zustimmen, dass derartige persönliche Geschenke auch dann gut ankommen, wenn man nicht an Parkinson leidet. Der Doktortitel h. c. wurde ihr aufgrund ihrer praktischen und weiblichen emotionalen Intelligenz zuerkannt, verbunden mit einer bemerkenswerten Begabung für Ordnung, Planung und Sauberkeit. Sie hat sich sehr gefreut.

Tamara

Man darf nicht jedes Wort von Helmut auf die Goldwaage legen

» *Ja, es ist wirklich so, dass mein Mann im Off zu einer »anderen Persönlichkeit« wird. Ich lerne dann ein Benehmen an ihm kennen, das mir aus gesunden Zeiten nicht bekannt war. Wenn er »ungnädig« wird, mich kommandiert oder unhöfliche Anweisungen gibt, bin ich inzwischen aber nicht mehr so sehr davon betroffen. Ich habe mir eine Schutzhaltung aufgebaut. Das musste ich aber auch erst lernen!*

Ich schalte in solchen Momenten auf »Durchzug« und lege nicht jedes Wort auf die Goldwaage. Ich helfe ihm dann trotzdem nett und freundlich und wende mich nicht etwa beleidigt von ihm ab. Manchmal gelingt es mir auch, eine positive Stimmung hineinzubringen. Mit Humor kann ich ihn immer ganz gut erreichen. Im Grunde genommen tut mir mein Mann ja auch sehr leid, weil er diese Krankheit hat. Ich bin sehr dankbar, dass ich der gesunde Teil sein darf. Wäre es anders herum gewesen, hätte mir mein Mann bestimmt auch geholfen, da bin ich ganz sicher.

In einer guten Phase, also im On, ist er ja immer wieder der »Alte«, wie ich ihn kenne, und der Mensch, den ich gern geheiratet habe. Wenn man in den früheren Ehejahren eine harmonische Ehe geführt hat, zahlt es sich jetzt aus!

Helmut freut sich auch über kleine Dinge

» *Schön ist, dass sich Helmut oft über Kleinigkeiten des Alltags freut. Dann ruft er unvermittelt aus einem Zimmer, in dem er gerade ist: »Ich freue mich!« Und ich antworte dann aus einem anderen Zimmer: »Ich mich auch!« Dadurch kommt eine fröhliche Kommunikation und Stimmung zustande. Ich weiß dann zwar manchmal nicht, worüber er sich freut, aber die Tatsache, dass er sich freut, ist schön für mich zu hören. Dann weiß ich, dass es ihm irgendwie gut geht!*

Wir verbringen viel Zeit miteinander und erledigen einiges gemeinsam. Da wir einen großen Freundes- und Bekanntenkreis haben, sind wir viel unterwegs. Wir haben auch großes Glück, dass unsere beiden Töchter, deren Lebensgefährten und unsere Enkeltochter ganz in der Nähe wohnen, sodass wir auch immer viel Kontakt zu ihnen haben. Wir spielen auch gerne Schach, andere Spiele zu zweit oder wir lesen uns manchmal gegenseitig interessante Bücher vor.

Sich Freiräume lassen

» *Aber jeder von uns hat auch seine Freiräume, und das ist auch schön und wichtig. Helmut kann nicht mehr Tennis spielen, aber dafür hat er das französische Kugelspiel Boule neu entdeckt. Seit 3 Jahren ist er hier in Langenhagen in einem Bouleclub und trainiert 2- bis 3-mal in der Woche. Dieser Sport ist gut für Menschen mit Parkinson geeignet, weil man sich zwischendurch hinsetzen kann und die körperliche Belastung nicht zu groß ist. Außerdem macht es Spaß, mit anderen Menschen in einer fröhlichen Runde zusammen zu sein.*

Manchmal fahren wir auch zusammen Fahrrad, aber nur bei schönem Wetter, weil ich leider ein »Frostköttel« bin! Wir suchen uns eine schöne Strecke aus, wo wir dann jederzeit auf einer Bank ein kleines Picknick machen können. Die Natur zu genießen, die Vögel zwitschern zu hören, die Sonne zu spüren ist die reine Lebensfreude. Wir sind jetzt 33 Jahre verheiratet und haben vieles gemeinsam durchgestanden. Wir streiten uns selten. Im Falle eines Konfliktes tut man immer gut daran, bei sich selbst nachzuschauen. Der Inhalt des Streites ist eigentlich nie eine Eskalation wert. «

Den Humor nicht verlieren!

Vielleicht denken Sie: Der Dr. Schröder hat gut reden, der könnte sich ja eigentlich selbst behandeln. Gewiss: Es ist wirklich ein großer Vorteil, Facharzt der eigenen Erkrankung zu sein. Man kann die Mitpatienten viel besser verstehen und sich selbst und anderen Menschen vielleicht auch besser helfen. Aber auch mir bleiben quälerische Stunden nicht erspart. Das Achterbahnfahren kann zeitweise in eine Art Vorhof der Hölle führen, es geht aber garantiert immer wieder hinaus. Wenn man aus dieser Talfahrt herauskommt, vom Off wieder ins On gelangt, dann kann man sich beinahe wie gesund fühlen.

Ich werde bei der Rückkehr ins On oft ein wenig übermütig und albern, wirke manchmal auch etwas überdreht. Aber eigentlich freue ich mich nur und fühle mich so erleichtert, dass ich die »ganze Welt umarmen« könnte. Ich rede dann viel und neige zur Witzelsucht.

In solchen überschäumenden Witzelphasen habe ich viele Einfälle, die aber nur scheinbar gut sind. Ich rede dann zu 50% dummes Zeug und zu 20% Blödsinn, von den restlichen 30% ist die Hälfte Quatsch und die andere Hälfte ist Stuss. Wenn mir auf einer Wanderung z. B. ein Entgegenkommender sein »Grüß Gott« zuruft, antworte ich dann schon einmal: »Und Sie den Heiligen Geist.« Das geht natürlich zu weit, wir wollen zwar als Parkinson-Patienten nicht missmutig wirken, aber wenn wir lustig sind, dann lieber seriös und maßvoll.

Auf unserer letzten Urlaubsreise mit Schwägerin, Schwager und meiner Frau habe ich mich sehr über meine gute Form beim Wandern in den bayerischen Alpen gefreut. Ich hatte selten Offs und war zeitweise in euphorischer Stimmung, habe meinen Rededrang aber selbst getadelt und häufiger beteuert: »Jetzt bin ich aber ruhig!« Ich merkte schon, dass ich den 3 Mitreisenden gelegentlich »auf den Geist ging«.

Tamara

Er ist manchmal furchtbar albern!

» *Auf der einen Seite freue ich mich natürlich immer, wenn Helmut »gute Laune« hat. Manchmal jedoch artet diese gute Laune in ein albernes Geschwafel mit Reimen und Sprüchen aus, sodass ich gar nicht mehr zuhören möchte. Es ist anstrengend, bei diesem Wortschwall das Witzige herauszuhören. Aber Gott sei Dank habe ich auch eine lustige Ader, sodass ich dann denke: »Ist ja egal, übertrieben lustig ist immer noch besser als zu ernst und pessimistisch! Und schon lache ich mit, selbst wenn ich nicht alle Sprüche nachvollziehen kann.*

Mit einer Frage nach seinen Essenswünschen zum Mittag- oder Abendessen kann ich ihn meist wieder auf »den Boden der Tatsachen« bringen. Dann bekommt Helmut Hunger, denkt sofort ans Essen und wechselt erst einmal das Thema. – Eigentlich wollte ich diesen Trick nicht verraten, aber aufgrund des ehrlichen Grundtenors dieses Buchs ist es mir doch die Sache wert …

Eine andere wirksame Methode, Helmut von seinen witzelnden Redereien abzubringen, ist, mit ihm über Krankheiten oder medizinische Fragen zu sprechen. Dann wird er sofort ernsthaft, gibt Auskunft, soweit er darüber Bescheid weiß oder er vergewissert sich mit Nachschlagen in medizinischen Büchern. Die übertriebene Heiterkeit flaut dann sofort wieder ab. Es handelt sich bei ihm immer um kontrollierte euphorische Phasen, er handelt nicht unbedacht und zeigt keine manischen Verhaltensweisen. Dennoch hatte ich manchmal den Eindruck, dass die Anti-Parkinson-Medikation diese Verhaltensweise begünstigt. «

Die medizinische und pharmakologische Forschung in aller Welt wird intensiv betrieben. Vielleicht wird Parkinson eines Tages heilbar sein. Die Hoffnungen auf weitere Verbesserungen der Medikamente und auf erfreuliche Entwicklungen der tiefen Hirnsonde (»Hirnschrittmacher«) werden durch die Veröffentlichungen der letzten Zeit gestärkt.

Parkinson-Patienten haben immer Hoffnung auf bessere Phasen. Viele von uns haben eine gute Portion Humor, der uns oft weiterhilft. Meine nicht ganz ernst gemeinten Zugaben sind zum Teil Reime, vorwiegend in Limerick-Form. Wenn diese Art von Humor Ihnen nicht so liegt, überlesen Sie diese einfach.

Für die Erlangung einer Facharzturkunde ist es natürlich nicht erforderlich, eine Krankheit aus dem eigenen Fachgebiet zu haben. Gynäkologen zum Beispiel müssen zwar im Prinzip alles über Schwangerschaft und Geburt wissen, brauchen aber selbst kein Kind zur Welt zu bringen. Es gibt jedoch etliche Beispiele dafür, dass Kollegen Facharzt ihrer eigenen Krankheit sind. Bekanntlich bekam auch Alois Alzheimer das nach ihm benannte Leiden.

Von meinen medizinischen Fachbereichen her gesehen hätte ich auch eine schizophrene Psychose oder einen Hirntumor bekommen können. Ich denke, ich habe mit der Parkinson-Krankheit aber eine »gute Wahl« getroffen: Meine Mitpatienten sind ohne Ausnahme sehr nette Menschen, freundlich und stark im Ertragen von Leid. Die allermeisten bewältigen ihre Krankheit vorbildlich und die meisten verlieren dabei nicht den Humor, auch wenn es sich zuweilen um einen bitteren Humor handeln kann.

Humor ist, wenn man trotzdem lacht

In einer Parkinson-Fachklinik wurden wir »Parkinos«, wie wir uns manchmal selbst nennen, von einer sehr engagierten Krankengymnastin hart gefordert. Die Übungen waren vielseitig, aber nicht leicht. Vermutlich hätten auch Gesunde damit ihre Schwierigkeiten gehabt. Die Therapeutin wies uns am Ende darauf hin, dass wir noch ein Anmeldeformular ausfüllen müssten. Ich ergänzte: »Man kann ankreuzen, ob man sich zum Artisten oder zum Akrobaten ausbilden lassen möchte.« Ein anderer Patient wurde von der Chefärztin gefragt, wie er aus dem Bett hochkomme. Er antwortete: »Mit einer Rolle rückwärts durch den flüchtigen Handstand.« Humor ist häufig ansteckend. Die Krankheit kann uns unseren Humor nicht rauben. In einer Gruppe macht vieles mehr Freude. Hier blüht der Humor, einer steckt den anderen an. Man lernt ständig dazu. Die Krankheit hat einen riesigen Trainingseffekt.

Reimen, was das Zeug hält

Hast du Kummer mit deinen Synapsen,
will Parkinson dich wieder verklapsen,
verlier' nicht den Humor,
stell' dir Heiteres vor:
etwa Polizeibeamte mit Strapsen.

Mutterwitz

Beim Thema Humor fällt mir der Ausdruck »Mutterwitz« ein, den ich

Ein Parkinson-Walzer

Der folgende Walzer soll versuchen, die Fahne des Humors hochzuhalten, ein Lied nach der Melodie: Mal vorwärts, mal rückwärts, mal rechts und mal links ...

Zwischen Großhirn und Kleinhirn
fehlt uns Dopamin,
es ist wie ein Auto
fast ohne Benzin.
Doch bleiben wir heiter
und geben nicht auf.
Es geht immer weiter,
wir nehmen's in Kauf.
Es prägt unser Leben
und heißt Parkinson,
mal gut, mal daneben,
mal Off und mal On.
Stets Achterbahn fahren
ist auch nicht so toll,
doch so mit den Jahren
verschwindet der Groll.
Wenn man durch die Krankheit
auch manches verlor:
Wir haben viel mehr Zeit
für Spaß und Humor.

Die vereinfachte Formel »Humor ist, wenn man trotzdem lacht« erweitere ich um einen kleinen Zusatz: »Wenn man trotz allem lachen kann, ist man zwar krank, aber der Humor ist gesund.«

wahrscheinlich von meiner Mutter geerbt haben dürfte. Aber es ist etwas unbescheiden, wenn man von sich selbst behauptet, man hätte Humor. Ich bin nur stolz auf meine sehr alt gewordene Mutter, die immer viel Sinn für Humor hatte und sehr lange über witzige Begebenheiten lachen konnte. Auch über sich selbst konnte sie herzlich lachen. Während ihrer Berufstätigkeit als Lehrerin war sie einmal auf dem Fahrrad in die Schule gefahren. Bei ihrer Ankunft lachten alle Kinder. Der Grund für diese Heiterkeit war, dass bei ihr ein Kleiderbügel auf dem Rücken hing, der sich im Gürtel ihrer Jacke verfangen hatte. Sie hatte es nicht bemerkt, lachte nun aber mit den Kindern mit.

Meine Mutter war eine überzeugte Christin. Sie ist am Muttertag 2013 im gesegneten Alter von 98 Jahren friedlich eingeschlafen. Es war gleichzeitig der Geburtstag ihres Ehemannes, unseres Vaters, den sie 23 Jahre überlebt hat. Drei Tage vor ihrem Tod konnte sie noch über folgenden Witz lachen:

Ein Nicht-Christ fragt einen Christen, was denn nun eigentlich das Hauptsymbol der Christenheit sei, der Fisch oder das Kreuz? Antwortet der Christ: »Ich denke das Kreuz, aber nageln Sie mich nicht darauf fest.«

Meine Doppelrolle als Arzt und Patient

Natürlich habe ich durch meinen Beruf einen großen Wissensvorsprung gegenüber anderen Patienten. Doch selbst ich tappe Parkinson immer wieder einmal in die Falle.

Ich horche viel in meinen Körper hinein

Als Schulkind war ich manchmal nicht im Unterricht aufgrund von Erkältungskrankheiten. Es waren hauptsächlich fieberhafte Mandelentzündungen. Ich weiß noch genau, wie sehr ich auf beginnende Symptome geachtet habe, auf das erste leichte Kratzen im Hals, auf erhöhte Körpertemperatur und auf ein allgemeines Schwächegefühl. Ich entschied dann für mich, ob ich noch in der Lage war, in die Schule zu gehen. Meine Mutter glaubte mir, das war sehr erleichternd für mich. Sie nahm mich und die Signale meines Körpers ernst, sodass mir der ganze erzieherische unnötige Streit um »Faul-Fieber«, Schule schwänzen und den »Anschluss an den Lehrstoff verlieren« erspart blieb. Ich durfte zu Hause bleiben. Damals habe ich gelernt, dass es wichtig ist, auf körperliche Störungen und Krankheitszeichen zu achten.

Durch das Medizinstudium erlangt man natürlich sehr viel Wissen über die gesunden körperlichen Abläufe und über die Krankheitsursachen. Wie sich die krank machenden Faktoren wechselseitig bedingen ist ein Hauptfach der Medizin mit dem Namen »Pathophysiologie«. Hier wird dem Studenten klar, wie die Krankheitssymptome sich gegenseitig verstärken können und weshalb der Körper sich gegen Krankheiten häufig nicht mehr wehren kann. Im Grunde genommen versucht der menschliche Körper, mit jeder Situation fertig zu werden oder mindestens das Beste daraus zu machen.

Man kann sicher sein, dass unser Körper seine Selbstheilungskräfte mit einsetzt, zum Beispiel mithilfe der Immunabwehr.

Die Kenntnis körperlichen Fähigkeiten ist sicher vorteilhaft und beruhigend. Man weiß, dass der Körper sich schon »richtig verhält«, und dass man sich zunächst auf seinen Körper verlassen kann. Erst bei schwerwiegenden chronischen Krankheiten, Verletzungen oder dauerhaften Belastungen ist der Körper schließlich überfordert. Hier setzen die gesamten medizinischen Hilfen ein, operativ, medikamentös oder auf alternative Weise.

Über Parkinson wusste ich also eine ganze Menge, bevor ich die Krankheit selbst bekam. In der Kollegenfortbildung hatte ich 5 Jahre vorher einen längeren Vortrag über die Krankheit gehalten. Mein Interesse war aufgrund der Parkinson-Krankheit meines Onkels noch angestiegen.

Doch plötzlich war ich nicht mehr in der Arztrolle, sondern selbst Patient und wusste recht genau, was auf mich zukommt. Das war zwar sehr belastend, aber ein genaueres Wissen darüber ist andererseits auch ein sehr großer Vorteil. Ich wusste, welche körperlichen Symptome vorkommen können, wie sie im Gehirn, in den Nerven und in der Muskulatur ablaufen. Die Pathophysiologie des Nervensystems ist teilweise schon sehr gut erforscht und wird Neuropathophysiologie genannt. Ein schönes Wort für eine nicht so schöne Angelegenheit.

Parkinson täuschte mir einen Herzinfarkt vor

Gerade wer gut in sich hineinhorchen kann, wird von Parkinson durch viele verschiedene Symptome getäuscht werden. Aus jedem Fachbereich könnte man mehrere Beschwerdebilder anführen, von der Riechstörung angefangen über Herzrasen, Schulter-Arm-Syndrome bis hin zur Verstopfung. Schon in der Frühphase kommt es zum »Nachahmen« anderer Krankheiten. Der Patient »landet« häufig bei Orthopäden, Internisten, HNO-Ärzten oder Ärzten für Allgemeinmedizin. Immer wieder kommt es zu Fehldiagnosen oder zu einem nicht Erkennen der wahren Ursachen.

Seit fast 16 Jahren hält mich nun die Parkinson-Krankheit in Atem und auf Trab. Auch ich falle immer wieder auf die Raffinesse dieser Krankheit herein. Erst vor Kurzem bin ich ihr wieder auf den Leim gegangen. Meine Frau war nicht zu Hause und ich horchte in mich hinein. Nach einer halben Stunde kündigte sich ein Off an. Ich konnte mich kaum noch bewegen und spürte einen sehr starken Druck in der Herzregion, im Brustkorb und im Oberbauch. Meine Blutdruckmessung zeigte einen beängstigenden Wert von 250/120 mmHg an. Da ich vor 5 Jahren schon einen Herzinfarkt erlitten hatte, dachte ich, ich hätte einen erneuten Infarkt. Ich geriet zwar in Panik, konnte aber noch meine Frau informieren, dass ich den Notruf 112 alarmiert hatte.

Tamara

Ich raste nach Hause

» *Helmut hatte mich per Handy angerufen als ich im Supermarkt war. Ich hatte mich schon gewundert, denn er ruft sehr selten übers Handy an, und ich war sofort alarmiert. Er sagte dann mit leiser, klagender Stimme, dass ich schnell nach Hause kommen möchte, es ginge ihm nicht gut. Er habe solche starken Oberbauchbeschwerden und auch hohen Blutdruck, dass er sogar schon »112« angerufen hatte.*

Ich sprang schnell ins Auto und raste nach Hause. Als ich in unsere Straße einbog, stand bereits der Rettungswagen vor der Tür. Ohne Vorwarnung wäre das ein ziemlicher Schreck gewesen. An der Wohnungstür sah ich die Sanitäter und Helmut saß auf einem Krankenstuhl. Sie sagten, dass sie meinen Mann jetzt ins Krankenhaus brächten und ich versprach Helmut, dass ich Sachen für ihn zusammenpacken und dann schnell nachkommen würde. Gesagt, getan, und da das Krankenhaus nicht weit von uns entfernt ist, war ich schon nach ca. 20 Minuten dort. Ich durfte mit ins Behandlungszimmer, wo gerade eine sehr nette Ärztin die Erstuntersuchung durchführte. Ich hatte jetzt endlich ein wenig Zeit zum Verschnaufen und musste erst einmal die ganze Situation verstehen, so schnell ging alles vom Anruf bis jetzt.

War er nur wehleidig oder war es ernst?

» *Manchmal ist Helmut ja auch im Off ein wenig wehleidig. Die Tabletten möchte er dann möglichst immer im Eiltempo gebracht bekommen, die Bettdecke liegt dann nicht gerade genug auf seinen Beinen und er hat überall Beschwerden. Oft weiß ich dann nicht, ist es wirklich so kritisch oder bildet er sich manches noch zusätzlich ein. Gerade, wenn ich nicht zu Hause bin und nicht beruhigend auf ihn einwirken kann, steigert sich Helmut manchmal in eine Panikattacke hinein. Darum hatte er dann sicherheitshalber den Notruf »112« angerufen. Diesmal war es sicherlich richtig, denn er hatte starke Oberbauchbeschwerden, so wie damals bei seinem ersten Herzinfarkt. In Kurzform kann ich aber jetzt das positive Ergebnis sagen, dass das EKG, die Blutwerte, der Blutdruck und andere Untersuchungen alle vollkommen normal waren und wir dann um 23 Uhr beruhigt nach Hause fahren konnten. Wir waren sehr erleichtert, dass alles noch einmal gut ausgegangen war.*

Zu Helmuts wehleidigem Verhalten im Off möchte ich noch einmal sagen, dass man sich als Nichtbetroffener die eigentlichen Probleme in diesen Situationen ja nicht genau vorstellen kann. Ich denke manchmal, er soll sich nicht so anstellen und nicht so empfindlich sein! Aber dann sage ich mir wieder, wer weiß, wie ich wäre, wenn ich die Krankheit hätte!? Darum sporne ich mich dann immer wieder an, geduldig, verständnisvoll und so hilfsbereit wie möglich zu sein.

Es fällt mir natürlich nicht immer leicht. Vielleicht darf ich das aber den lieben Angehörigen empfehlen, dass man letztendlich damit besser fährt, gerade in schwierigen Situationen freundlich zu sein. Das ist doch im Grunde auch eine Stärke und wir wollen doch alle stark sein. «

Meine sämtlichen Laborwerte waren in Ordnung, es gab keinerlei Anhalt für einen Herzinfarkt, sämtliche Herzenzyme lagen im Normbereich. Es handelte sich um heftige Oberbauchbeschwerden bei Stuhlverstopfung im Rahmen vegetativer Entgleisungen im Off-Zustand, die einen Herzinfarkt nachahmten! Das Herzrasen, das starke Druckgefühl und der sehr hohe Blutdruck waren heftige Symptome der pathologischen Vorgänge im »Bauchhirn« dem vegetativen Nervenzentrum des Oberbauches.

Ein Herzinfarkt musste natürlich ausgeschlossen werden, es war auch eine richtige Entscheidung, den Rettungsdienst anzurufen. Aber so kann Parkinson sein! Man kann mein Beschwerdebild als Variante eines Bauchhirn-Offs mit einer Ausschlussdiagnose Angina pectoris oder Herzinfarkt bezeichnen.

Tamara

Helmut allein zu Haus

» *Jetzt schreibe ich noch einmal über die Situation, wenn Helmut alleine ist. Da ich ja manchmal Termine ohne Helmut wahrnehme, z. B. Tennis oder Doppelkopf, alle 2 Wochen, bitten wir dann immer einen Freund, solange bei Helmut zu bleiben und hier die »Oberaufsicht« zu übernehmen. Es gibt*

Kaffee und Kuchen oder abends Pizza, damit der Besuch so angenehm wie möglich verläuft. Meistens spielen sie Schach oder Computerspiele, sodass die Zeit schnell vergeht. Wir sind unseren Freunden sehr dankbar, dass sie uns so zuverlässig zur Seite stehen.

Ich wurde schon von Freundinnen angesprochen, ob es denn wirklich notwendig sei, jemanden zu Hause zu haben, aber nach dem letzten Vorfall kommt ein Alleinsein nicht mehr infrage. Dann gehe ich lieber gar nicht aus dem Haus, bevor wieder eine derartige Situation mit Panikattacken und hohem Blutdruck entsteht. Man kann die Situation gar nicht vorhersagen. Es kann sein, dass es Helmut gut geht, wenn ich das Haus verlasse und nach einer halben Stunde fangen die Probleme plötzlich an. Ich habe dann ein ruhigeres Gefühl, wenn einer der Freunde während meiner Abwesenheit bei uns ist. Dadurch kann ich meine Freizeit viel besser genießen, als wenn ich immer daran denken muss, ob zu Hause wohl alles in Ordnung ist. «

Parkinson ist oft schwer erkennbar

Als ich gerade Facharzt für Psychiatrie geworden war, machte folgender Ärztewitz die Runde:

Was unterscheidet Internisten, Chirurgen, Psychiater und Pathologen?

- Internisten wissen alles und können nichts,
- Chirurgen können alles und wissen nichts,
- Psychiater können nichts und wissen nichts!
- Pathologen können alles, wissen alles, aber kommen immer zu spät!

Ich nahm mir damals vor, meinen Patienten wenigstens geduldig zuzuhören und einfühlsam mit ihnen umzugehen. Das ist vielleicht manchmal noch wichtiger als andere ärztliche Bemühungen.

Ich finde, das ist auch dann nicht zu viel verlangt, wenn ein ärztlicher Kollege nur sehr wenig Zeit hat. Ein gut gemeinter Rat an »eilige Kollegen«: Lassen Sie sich wenigstens Zeit für ein ausführliches Erstgespräch. Darin erfährt man ohnehin am meisten über den Patienten, wenn man nicht gerade eine ärztliche Psychotherapie beginnt. Der Patient wird ein gelungenes und längeres Eingangsgespräch so einschätzen, dass der Arzt gründlich ist und wird dann auch eher akzeptieren, wenn einmal kaum Zeit zur Verfügung steht.

Knapp daneben ist auch vorbei

Ein Facharzt für Allgemeinmedizin
dachte nicht an fehlendes
Dopamin.
Seine Erstdiagnose
ging dann doch in die Hose.
Sein Parkino hat ihm das verzieh'n.

Anfängliche Fehldiagnosen

Menschen mit allgemeinen Symptomen, wie Schmerzen, Verspannungen, Blutdruckschwankungen, Gelenkbeschwerden oder Verdauungsstörungen u.v.a.m. gehen in aller Regel zum Hausarzt oder zu Fachärzten für innere Medizin oder Allgemeinmedizin. Es handelt es sich dann um ein Nichterkennen der Frühsymptomatik des Morbus Parkinson, da eben diese Frühsymptomatik so vielen anderen Krankheitsbildern ähneln kann. Wir Ärzte sagen dazu »unspezifische Symptome«.

Fängt es, wie bei mir, mit Störungen des Geruchsvermögens an, handelt es sich um einen Grenzbereich zwischen Neurologie und HNO-Heilkunde, da der Geruchsnerv der erste von 12 Hirnnerven ist. Ich habe den Eindruck, dass die HNO-Ärzte darüber inzwischen gut Bescheid wissen. Viele Parkinson-Patienten kommen auch zunächst zu einem Orthopäden, da sie vor allem im Schulter- und Beckenbereich Gelenk- oder Muskelschmerzen haben.

Die nicht motorischen vegetativen Symptome können zu Anfang im Vordergrund stehen und den Blick auf die motorischen Störungen (Bewegungsstörungen) versperren. Ärztliche Kollegen, die schon einmal die Parkinson-Krankheit nicht erkannt haben, wissen inzwischen: Parkinson kann im Anfangsstadium verschiedene Krankheitsbilder imitieren.

Ich möchte hiermit die Kollegen in Schutz nehmen, die anfangs »nicht dahinter kommen«. Wir Parkinson-Patienten sollten dem Arzt eine diagnostische Fehleinschätzung in der Anfangszeit nachsehen.

Erst, wenn über längere Zeit die richtige Diagnose nicht in Betracht gezogen wurde und nicht genügend Zeit für die Untersuchung vorhanden war (aus welchen Gründen auch immer), kann man ihnen tatsächlich einen Vorwurf machen. Ebenso, wenn beispielsweise ein Allgemeinmediziner oder Orthopäde meint, bei den frühen, unspezifischen Symptomen der Parkinson-Krankheit handele es sich um »allgemeinen Verschleiß« des Bewegungsapparates. Es ist wenig hilfreich für den Parkinson-Patienten, wenn der Arzt eine vermeintliche Krankheit aus dem eigenen Fachbereich »erkennt« und »behandelt«, anstatt ihn an einen Neurologen zu überweisen, der ihm wirksam helfen könnte.

Sind Ärzte gute Patienten?

Bei Klinikaufenthalten bin ich immer neugierig auf die Begegnungen mit Mitpatienten, mit Ärzten und Mitarbeitern aller therapeutischen Berufsgruppen. Im Laufe der Jahre habe ich in den Kliniken schon viele liebenswürdige Menschen kennengelernt. Ich freue mich immer auf ein Wiedersehen wie mit guten alten Bekannten oder sogar Freunden. Neben diesen gewachsenen Beziehungen lerne ich häufig neue Mitarbeiter kennen, die ich bisher nur vom Sehen oder gar nicht kannte.

Wie gehen beide Seiten mit der speziellen, manchmal kniffligen Situation des »Arztes als Patient« um? Ärzte gelten nicht immer als ideale Patienten. Es gibt Vorurteile, dass Ärzte schwierige Patienten sein können, da sie glauben, vieles zu wissen und alles besser zu wissen. Manchmal ist auch zu hören: Ärzte stellen sich an, halten sich nicht an Stationsregeln oder haben viele Sonderwünsche.

Ich selbst bin seelisch so strukturiert, dass ich im Prinzip nicht gerne »anecken« möchte und es vermeide, »ins Fettnäpfchen« zu treten. Ich halte mich selbst für keinen sehr schwierigen oder zu anspruchsvollen Patienten und versuche immer, möglichst pflegeleicht zu sein. Ein Versprechen für dieses fügsame Verhalten kann ich allerdings nicht abgeben, wenn ich an meine seelischen Befindlichkeiten im Off-Zustand denke. Dann treffen vielleicht sogar negative Klischees auf mich zu. Aber die Krankheit trainiert ungemein und ich bin jetzt sogar im Off allmählich des Öfteren gut gelaunt. Im On bin ich höflich, freundlich und vernünftig, wie die allermeisten Parkinson-Patienten.

Ich genieße eine gewisse Sonderbehandlung

Häufig habe ich den Eindruck, dass sich die Mitarbeiter der Kliniken besondere Mühe mit mir geben. Viele der Therapeuten, die ich neu kennenlerne, wollen ihre Aufgaben mit mir besonders gut machen. Das kann und will ich eigentlich gar nicht verhindern. Aber ein schlechtes Gewissen habe ich doch manchmal, dass ich als Arzt eine gewisse Sonderbehandlung genieße, das kann ich nicht in Abrede stellen.

In der Regel informieren die Mitarbeiter ihre Kollegen über neue Patienten. Auf Dienstübergaben, Stationsbesprechungen oder ärztlichen Konferenzen tauscht man sich insbesondere über neue aber auch über schwierige Patienten aus. Ich hoffe dann, dass nicht über mich gesagt wird: »Jetzt ist dieser Dr. Schröder wieder da, der immer so gnädig tut und in Wirklichkeit die Mitarbeiter herablassend behandelt und dauernd irgendwelche Sonderwünsche hat.«

Wer mich noch nicht kennt, wird bestimmt von anderen darauf hingewiesen, dass ich Arzt für psychiatrische und neurologische Krankheiten bin. Manche mögen denken, ich hätte selbst eine kleine psychische Störung, möglicherweise haben sie Recht.

Wenn ich im Laufe des ersten Gesprächs merke, dass der neue Mitarbeiter nicht weiß, dass ich Arzt bin, informiere ich ihn sofort ganz offen darüber. Ich möchte einerseits niemanden in eine Situation bringen, die ihm unangenehm sein könnte, andererseits möchte ich nicht so gerne Ratschläge von sicherlich wohlmeinenden Menschen hören, als sei ich ein »unwissender« Patient.

Es kommt natürlich sehr darauf an, wie ich angesprochen werde. Einer emotional engagierten Nachtwache, die mich lieb und feinfühlig anspricht, würde ich das Vortragen von Binsenweisheiten überhaupt nicht übel nehmen und ihre Ratschläge wohlwollend überdenken. Auch ich sage immer wieder einmal etwas Banales und wiederhole mich nicht selten. Belehrende Bemerkungen oder autoritäre Anweisungen kommen bei mir jedoch nicht so gut an.

Ich lasse mich ungern zurechtweisen

»Es darf nicht mit Strümpfen im Zimmer herumgelaufen werden!« Diese recht barsche Vorgabe einer Krankenschwester im Tagdienst, hatte mich einmal geärgert, da ich im Off gern auf Strümpfen gehe und mich damit wesentlich sicherer fühle als in Hausschuhen. Zu Hause laufe ich auch in Strümpfen umher. Wenn ich kleinschrittig bin, hört man außerdem durch die Strümpfe das Trippelgeräusch nicht. Da ich mich zu diesem Zeitpunkt in einem mittelstarken Off-Zustand befand, dachte ich: Jetzt lass dich hier nur nicht auf eine Diskussion ein und falle gerade als Arzt hier nicht noch negativ auf. Ich gab dieser Schwester zunächst keine Antwort, aber schließlich dachte ich mir zu ihren Gunsten, dass sie meine Sicherheit und ein Vorbeugen gegen Sturzgefahren im Auge gehabt hatte.

Wenn ich sofort ärgerlich geantwortet hätte, wäre ich vielleicht in eine negative Vorstellungskette hineingeraten: Die Schwester erzählt in der Dienstbesprechung, dass der neue Nervenarzt sehr kauzig sei und rechthaberisch wirkt. Er will unbedingt in Strümpfen herumgehen und scheint auch sonst vieles besser wissen zu wollen!

Am nächsten Vormittag sagte ich ihr höflich, dass ich gern im Zimmer weiter in Strümpfen gehen würde, da ich mich damit sicherer fühle. Damit war die Sache dann für beide Seiten erledigt.

Ich wünsche mir eine »herrschaftsfreie Umgangsweise« mit jedem Klinikmitarbeiter, ein Gespräch auf »Augenhöhe«, unabhängig davon, ob es sich um den Chefarzt oder um eine Krankenpflegehelferin handelt.

Einfühlungsvermögen ist essenziell

Man bekommt als langjähriger Patient eine ungeheure Sensibilität für die Gespräche mit den Mitpatienten und den therapeutisch tätigen Menschen. Ich nehme emotional viel mehr wahr als in früheren Zeiten. Vor allem habe ich Empathie und feinfühlige Rücksicht von oberflächlichen Bekundungen des Mitgefühls viel besser zu unterscheiden gelernt. Das wirkliche Vermögen, sich in einen anderen Menschen hineinzuversetzen und sein Leid nachzuvollziehen, ist nach meinem Eindruck unabhängig von Stand und Bildung.

Ein Arzt sollte ein großes Einfühlungsvermögen haben, darf sich darin jedoch nicht verlieren, darf beispielsweise nicht »vor Mitleid zerfließen«. Er sollte ein Gespür dafür entwickeln, welche Worte bei einem Patienten angebracht und welche Bemerkungen unpassend sind. Im günstigen Fall kann er den Patienten erreichen und ihn da »abholen, wo er steht«.

Patienten brauchen klare ärztliche Aussagen, sind aber auch abhängig von ihnen und dementsprechend leicht irritierbar. Unbedachte ärztliche Äußerungen können den Zustand eines Patienten verschlechtern. Das sollten sich in der Tat alle Kollegen klar machen, dass ihre Worte positiv und stärkend wirken können aber auch negativ, ängstigend und depressionsfördernd. Das Wort eines Arztes wird für bare Münze genommen und auf die Goldwaage gelegt.

Unbedachte Worte können wie Keulenschläge wirken

Ich habe nur selten Begegnungen mit Kollegen gehabt, von denen ich etwas mehr Fingerspitzengefühl erwartet hätte. Als ich vor 3 Jahren erstmals von einem »Freezing« überrascht wurde, man ist innerhalb von 20 oder 30 Sekunden plötzlich wie eingefroren und kann sich für einige Minuten gar nicht bewegen, stand ich gerade auf dem Flur einer neurologischen Klinik. Eine vorbeigehende Ärztin sagte: »So schlimm habe ich das ja noch nie gesehen!« Beinahe hätte ich geantwortet: »Dann arbeiten Sie wohl noch nicht lange in der Neurologie!« Dieser Satz traf mich wie ein Keulenschlag. So etwas vergisst man nicht, obwohl ich dieser Kollegin inzwischen längst verziehen habe. Wenn eine erfahrene Neurologin »so etwas noch nie gesehen hat«, dann muss das ganz besonders schlimm sein, dachte ich, und war zunächst ziemlich entmutigt. Dann habe ich aber doch gelten lassen, dass der Kollegin diese unglückliche Formulierung einfach herausgerutscht war.

Diese Begebenheit zeigte mir noch einmal, wie wichtig es ist, dass Ärzte sich einfühlsam und in der Tendenz optimistisch ausdrücken. Von vielen Patienten wurde mir übereinstimmend bestätigt, wie genau jedes ärztliche Wort registriert wird. Die große Mehrzahl der Ärzte verhält sich aber rücksichtsvoll und einfühlsam.

Ein mitfühlender Satz ist dagegen wie Balsam

Eine frühere langjährige Patientin, die ich über 10 Jahre bei chronischer Psychose ambulant medikamentös und psychotherapeutisch behandelt hatte, rief mich gerade an, als ich allein zu Hause war und einen stärkeren Off-Zustand hatte. Ich hatte in diesem Moment sehr hohen Blutdruck gemessen und hatte Herzrasen und Todesängste im Sinne einer Panikattacke. Die Patientin kannte sich aus mit Angstanfällen und sagte etwas sehr Hilfreiches zu mir: »Lieber Dr. Schröder, ich habe mal den Satz gehört: An Parkinson stirbt man nicht!« Liebe Frau W. ich sage es Ihnen jetzt noch einmal, wie sehr mir dieser Satz damals geholfen hat. Etwas Besseres konnte man mir in diesem Augenblick nicht sagen.

Schon bei meinem beruflichen Abschied hatte ich erlebt, wie einfühlsam, sensibel und solidarisch die Patienten waren. Wenn ich jetzt einen ehemaligen Patienten zufällig treffe, bin ich immer beeindruckt von dieser besonderen Fähigkeit zum Mitfühlen und freue mich natürlich ganz besonders, wenn es ihnen gut geht.

Sehr hilfreich: Parkinson-Nurses

Eine intensive und spezifische Ausbildung und damit eine hohe Kompetenz haben die Parkinson-Fachkrankenschwestern, auch Parkinson-Nurses genannt. Es ist für uns Parkinson-Patienten ganz vortrefflich, dass es seit einigen Jahren diese berufliche Weiterbildung gibt. Mein Austausch mit den Parkinson-Nurses war für mich immer ein für beide Seiten wertvoller Dialog.

Gegenseitiges Prüfen: Wer weiß mehr über Parkinson?

Häufig spielen bei den Gesprächen zwischen mir und anderen Ärzten Einstellungen oder Haltungen eine Rolle, die nicht offen ausgesprochen werden, es läuft etwas »zwischen den Zeilen«. Das Bestreben, die Sache besonders gut machen zu wollen, kann zu einer Anspannung und Verkrampfung führen, sowohl bei der medizinischen Bezugsperson, als auch bei mir. Obwohl ich davon überzeugt bin, dass man sich bei nicht ärztlichen Patienten ebenfalls große Mühe gibt, fühlen sich die Mitarbeiter in besonderem Maße bei mir auf dem Prüfstand. Aber auch ich fühle mich zuweilen wie in einer Prüfung.

Mit ärztlichen Kollegen läuft während eines Einzelgespräches oft eine unterbewusste »Ranglistenpartie« ab, in der es darum geht, wer von beiden besser über Parkinson Bescheid weiß. Der erfahrenere Fachmann wird vom weniger Erfahrenen befragt, bekommt damit die größere Kompetenz zugesprochen. Der vermeintlich oder wahrscheinlich mehr Befugte beantwortet also Fragen der anderen Kollegen. Wenn man sich wechselseitig befragt, dürfte ein etwa gleich hohes Fachwissen vorhanden sein. Damit ist natürlich nicht das Arzt-Patienten-Gespräch zur Erhebung der Krankengeschichte gemeint, in dem bekanntlich nur der Patient gefragt wird.

Viele überlassen mir sofort das Feld

Bei jungen neurologischen Kollegen, aber auch bei Ärzten anderer Fächer, etwa Internisten oder Orthopäden und gegenüber Physiotherapeuten, Logopäden und Ergotherapeuten, gerate ich schnell in die Rolle des Fachmannes, dem Fragen gestellt werden. Viele ärztliche Kollegen überlassen mir sofort das Feld, wenn sie nicht gerade gestandene Neurologen sind. Ein mir sehr sympathischer Chefarzt einer internistischen Abteilung bat mich einmal während eines stationären Aufenthalts um eine Beratung eines Parkinson-Patienten. Ein persönliches Kennenlernen dieses Mannes war natürlich eine Voraussetzung.

Als »Doppeltversteher« fühle ich mich wohl

Dieser Patient hatte also in meiner Person den neurologischen Konsiliararzt als Mitpatienten auf der Privatstation. Er erzählte hinterher dem Chefarzt begeistert von dem Gespräch. Wie eigentlich immer bei Mitpatienten, die ich berate, fühlte ich mich sehr wohl in meiner Rolle als »Doppeltversteher«. Es kommt mir dann so vor, dass ich genau zur Hälfte Arzt und zur anderen Hälfte Patient bin. Ich fasste dieses Konsil jedoch auch als eine »Double-Winner«-Situation auf, denn nicht nur er fühlte sich gut beraten, sondern auch ich hatte etwas dazugelernt.

Mit Physiotherapeuten und Logopäden geht es mir ähnlich. Die Vertreter dieser Berufsgruppen verfügen über ein ganz beträchtliches Reservoir therapeutischer Möglichkeiten und haben immer wieder neue Ideen. Auch mit ihnen komme ich »gut in Schwung und gut ins Gespräch«, ebenso mit Ergotherapeuten.

Einige Visiten sind nicht »das Gelbe vom Ei«

Wenn ein Neurologieprofessor mir im Visitengespräch ausführlich komplizierte fachliche Zusammenhänge vorträgt, freue ich mich sehr über diese Fortbildung, aber ich bin dann manchmal wie erschlagen von diesem »neurologischen Seminar für Fortgeschrittene« und merke eine zunehmende Anspannung, so, als wenn ich noch Student wäre und diese Thematik durch geeignete Lektüre wiederholen und durcharbeiten müsste, wie vor einem Examen. Ich gerate dann in einen Stress mit dem Zwiespalt, einerseits ein wissbegieriger, gelehriger Student sein zu wollen, andererseits aber auch ein ganz normaler Patient, der seine Ruhe haben möchte.

Nicht jede ärztliche Visite gelingt wirklich so, dass der Patient zu seinem Recht kommt. Nun könnte man einwenden, dass dies nicht bei jeder Visite unbedingt erforderlich ist, manchmal können wissenschaftliche Aspekte so im Vordergrund stehen, dass über den Kopf des Patienten hinweggeredet werden muss. Besonders in Lehrkrankenhäusern kann dies der Fall sein. Aber dieser Patient sollte dann bei der nächsten Visite besonders freundlich und ausführlich behandelt werden. Außerdem sollte der Stationsarzt unmittelbar nach Visitenende ihn aufsuchen und im persönlichen Gespräch Fragen beantworten und Unklarheiten beseitigen, Missverständnissen vorbeugen.

Diese Art der Visite kann als wissenschaftlich orientierte Visite bezeichnet werden. Begegnungen mit Ärzten bei diesen Visiten sehe ich als »Facharztpatient« selbstverständlich anders als ein Nichtmediziner. Mir ist es sehr recht, wenn sich ärztlich über mich unterhalten wird, wenn alle Fachärzte sich über mein Wohlergehen Gedanken machen, auch wenn es einmal kontrovers diskutiert wird. Aber die daraus resultierende Entscheidung muss dann von allen Behandelnden gleichermaßen getragen werden.

Uneinigkeit bei Medikamenten

Schwer für mich auszuhalten ist es dagegen, wenn sich beispielsweise ein Chefarzt und sein ihn vertretender Oberarzt über meine bestmögliche Medikation nicht einig sind. Wenn sich dann auch noch meine eigene Meinung von diesen beiden Ansichten unterscheidet, wenn also 3 Hypothesen im Raum stehen, dann wird es für mich grotesk. Dann musste ich auch schon gelegentlich eigenmächtig handeln und zum Beispiel ein Medikament selbst absetzen. Schon mehrmals habe ich dabei für mich richtig entschieden.

Ein Arzt hatte das Kleingedruckte übersehen

Das wäre bei normalen Patienten sozusagen ein »eigenmächtiges Absetzen eines Medikaments«, aber ich musste im eigenen Interesse handeln und habe es den jeweils behandelnden Kollegen plausibel machen können. Einmal war es ein Präparat zu Verbesserung der Darmbeweglichkeit, wodurch Dopamin besser im Dünndarm aufgenommen wird. Aber im Kleingedruckten in der Roten Liste steht, dass ausgerechnet dieses Medikament extrapyramidale Nebenwirkungen hat und damit eine Verstärkung der Krankheitssymptomatik bewirken kann. Als ich es abgesetzt hatte, ging es mir bald besser. Dieses Präparat hat sich als für mich ungeeignet erwiesen. Der

Sind mehrere Parkinson-Mittel erforderlich, wird es kniffelig

Bei der außerordentlich schwierigen medikamentösen Einstellung muss ganz individuell vorgegangen werden. Neurologen müssen austesten, welche Haupt- und Nebenwirkungen zu verzeichnen sind und welche Wechselwirkungen der oft 5 oder 6 Anti-Parkinson-Medikamente untereinander auftreten können. Um das zu können, braucht man jahrelange Erfahrung. Dafür gibt es erfreulicherweise die Parkinson-Spezialkliniken. Jeder Parkinson-Patient bekommt seine aufs Feinste ermittelte individuelle Medikation. Eine medikamentöse Empfehlung für einen Patienten, den man als Arzt nicht persönlich kennt, kann man nicht geben.

L-Dopa wirkt zwar mit hoher Wahrscheinlichkeit, aber die feineren Einstellungen der Regelkreise – im Zusammenspiel mit den Dopaminagonisten – ist ohne genaue Kenntnisse und Erfahrungen nicht möglich. Ein Zahnrad greift ins andere und wenn ein Zahnrädchen ausfällt, blockiert das gesamte System.

zuständige Kollege war zwar zunächst ein wenig brüskiert, sah dann jedoch schnell ein, dass meine Entscheidung richtig war.

Ein anderes Mal hatte ich einen neuen Dopaminagonisten zusätzlich verordnet bekommen. Immer wenn ich mich nur sehr schlecht bewegen konnte und mir Apomorphin unter die Haut spritzen musste, verschlimmerte das neue Medikament meine Parkinson-Symptomatik deutlich. Ich war gezwungen, diesen Dopaminagonisten abzusetzen, das war auch dem behandelnden Kollegen klar. Ein Nichtarzt als Patient hätte, wenn er gehorsam die Verordnung eingehalten hätte, erheblich mehr leiden müssen als ich. Hier lag offensichtlich eine negative Wechselwirkung der Medikamente im Sinne einer kompetitiven Hemmung vor.

Die psychische Seite von Parkinson

Parkinson-Patienten können psychologische und psychotherapeutische Hilfe gut gebrauchen. Allerdings dauerte es eine Weile, bis ich begriff, dass das auch für mich selbst gilt.

Da ich selbst in dieser Richtung berufliche Erfahrung habe, dachte ich in den ersten Jahren meiner Erkrankung recht engstirnig, dass ich eigentlich keinen Psychologen brauche. Später war ich dann aber doch froh, gezielte psychologische Hilfe zu bekommen. Als ärztlicher Psychotherapeut bin ich mir darüber im Klaren, dass jede Konfrontation mit einer Krankheit eine Störung des Selbstwertgefühls mit sich bringt. Eine unerwartet auftauchende Krankheit ist nicht nur ein Schicksalsschlag, sondern hat auch den Charakter einer Aufforderung, sich mit sich selbst auseinanderzusetzen: Was ist mit mir los, dass ich diese Krankheit bekomme? Kann es solche Zusammenhänge überhaupt? Ist es ein Schicksalsschlag, eine Herausforderung oder eine bittere Fügung?

Eine Krankheit ist auch eine Kränkung

Weil der Mensch krank ist, fühlt er sich »gekränkt«. Sprachlich haben krank und Kränkung den gleichen Wortstamm. Bei einer solchen schweren Kränkung fragt der Betroffene: »Wer hat mir das angetan?« oder »Womit habe ich das verdient?« »Bin ich selbst Schuld an meinem Schicksal?« »Haben andere oder hat der liebe Gott Schuld daran?« »Habe ich kein ordentliches Leben geführt?«

Mit einem Fachausdruck wird diese mit einer »Störung der Eigenliebe« bzw. des »Selbstwertgefühls« einhergehende Lebenskrise als »narzisstische Störung« bezeichnet. Da es sich dabei auch um ein Gefühl einer Kränkung handelt, spricht man auch von einer narzisstischen Kränkung, deren Ausmaß schwankt.

Die Selbstbewertung oder sogar Selbstentwertung bewegt sich oft im Rahmen typischer existenzieller Gegensatzpaare: Schuld und Verdienst, Sünde und Gnade, Ordnungsliebe und Chaos, Liebe und Hass, Anerkennung und Ablehnung. Jeder Mensch hat seine Vorgeschichte, sein Umfeld, seine Erziehung und seine Weltanschauung. In diesem Rahmen bewegen sich seine Wertsetzungen, seine Lebenseinstellung, seine existenziellen Fragen. Religiös orientierte Menschen beschäftigen sich zum Beispiel häufig mit Begriffen wie Schuld und Gnade oder Sünde und Vergebung.

In Paarbeziehungen geht es oft um solche elementaren Grundkonflikte, dementsprechend tauchen sie z. B. bei Ehekrisen wieder auf. Gerade in der Paarpsychologie können häufig Daseinsformen mit existenziellen Gegensatzpaaren beschrieben werden. Aus der Kindheit haben wir unterbewusste Verhaltensweisen und Eigenarten in die Beziehung mitgebracht, die bei der Partnerwahl eine große Rolle spielen, aber sehr häufig zunächst nicht ins Bewusstsein vordringen. Dazu folgende genauere Erklärung: Jeder Mensch, besonders der verliebte, braucht sehr viel Anerkennung und Bestätigung von der geliebten Person. Diese Form der Zuwendung wird narzisstische Zufuhr genannt. Fehlt diese narzisstische Zufuhr, kommt es – auch bei »Nicht-frisch-Verliebten« – zu einer Krise des Selbstwerterlebens. Beide Partner sind unglücklich über die Entfremdung, die die fehlende »narzisstische Zufuhr« mit sich bringt und keiner weiß eigentlich, warum dies so ist. Verliebt sein kann man auch als eine Sonderform einer narzisstischen Störung ansehen.

Wie spielen Patient und Partner zusammen?

Schon relativ früh bilden sich in länger währenden Beziehungen bestimmte Zusammenspiele aus, sogenannte Kollusionen (nicht zu verwechseln mit Kollisionen, die es dabei aber auch gibt). Wenn ein Partner sich gern bewundern lässt und – dazu passend – der andere diesen Partner gern bewundert, nennt man dieses Zusammenspiel narzisstische Kollusion. Wenn einer den anderen gern versorgt und dieser Partner sich gern versorgen und verwöhnen lässt, spricht man von einer oralen Kollusion. Normal ist in Beziehungen ein etwa gleiches Gewicht der Machtverteilung. Man spricht auch von einer Machtkollusion, also einem Zusammenspiel der Mächte. Es kann dabei sein, dass im Laufe der Jahre einer Beziehung ein Partner immer mehr Macht bekommt, weil der andere vielleicht behindert oder krank ist und auf ihn angewiesen ist. Manchmal hat der vermeintlich Unterlegene dennoch mehr Macht als der anscheinend Überlegene. Es kann auch sein, dass offenbar die Macht gleichmäßig verteilt ist, aber der eine Partner hat bei wichtigen Entscheidungen immer das Sagen. Oft kann man als Außenstehender nicht wirklich beurteilen, wer von den beiden mehr Macht hat.

Das kollusive Zusammenspiel ist noch dadurch kompliziert, dass im Unterbewusstsein häufig die gegenteilige Position eine Rolle spielt. So könnte sich der verwöhnte und versorgte Teil einmal wünschen, selbst der starke, versorgende Teil zu sein, und umgekehrt der starke, verwöhnende Partner sich danach sehnen, selbst einmal verwöhnt zu werden.

Das Gleiche gilt für Macht, Bewunderung und weitere Muster partnerschaftlicher »Zusammenspiele«. Sämtliche Kollusionen lassen sich ebenfalls daraufhin befragen, welcher unterbewusste, gegenteilige Impuls eine Rolle spielen könnte. Man spricht in der Partnerpsychologie auch von der »Wiederkehr« des Verdrängten. Auch als erfahrener Therapeut kann man nicht alle Faktoren, die einen Partnerschaftskonflikt ausmachen, beurteilen, da ein Teil aus dem Unterbewusstsein nicht herausgeholt werden kann. Eine ausgewogene Beurteilung ist oft erst nach mehreren Jahren möglich.

Da vielen Menschen diese Zusammenhänge nicht bekannt sind, kommt es zu eigentlich unnötigen, heftigen und auch bösartig verlaufenden Partnerschaftskonflikten, die zu andauerndem Streit oder zur Trennung führen können. Solche tiefgreifenden Konflikte bis hin zu Trennungen sind im ursprünglichen Sinne als »tragisch« zu bezeichnen. Jeder der Partner wird »unschuldig schuldig« im Sinne der griechischen Tragödien. Da der Konflikt aus dem Unterbewusstsein herrührt, ist sehr schwer zu erkennen, was uns da im Partnerschaftsstreit so alles bewegt.

Der Streit kommt »wie ein Blitz aus heiterem Himmel«, hat aber in diesem Sinne eine lange und oft verdrängte Vorgeschichte. Paartherapie ist besonders dafür geeignet, die bereits vor dem Auftreten dieser »menschlichen Katastrophen« wichtigen psychodynamisch wirksamen Faktoren ins Bewusstsein zu holen.

Aggressionen aus heiterem Himmel

Zum Beispiel gibt es bei Machtkollusionen ineinander verflochtene Strukturen von aggressiven Tendenzen, die latent vorhanden sind und sich häufig in Boshaftigkeiten und Schikanen zeigen. Jederzeit kann eine offene, schwere Krise ausbrechen. Als Paartherapeut spürt man diesen »Vulkan«, aber viele Paare haben es häufig nicht gelernt, offen und angemessen mit ihren Aggressionen umzugehen.

Wir Parkinson-Patienten sind häufig freundliche Menschen, die ihre Aggressionen nicht so deutlich zeigen und die im

Umgang mit ihren Partnern eher friedliebend sind und Zank oder Ärger nicht gut haben können. Im Partnerschaftsstreit wirkt sich das manchmal so aus, dass man von der eigenen Aggression überrascht wird, dass sich offenbar etwas aufgestaut hat.

Vorsicht vor Überfürsorglichkeit!

Ich will Ihnen dazu ein Beispiel aus meiner paartherapeutischen Arbeit schildern. In einer Paartherapie stellte sich heraus, dass der 62-jährige Parkinson-Patient von seiner 3 Jahre jüngeren Frau so verwöhnt und überversorgt wurde, dass er innerhalb weniger Monate seine Fähigkeiten zur Alltagsbewältigung schon weitgehend verloren hatte, ohne dass die beiden gemerkt hatten, woran das lag. In den Therapiegesprächen berichtete die Frau, dass sie sich gegenüber ihrem Mann genau so weiter verhalten habe, wie seit Beginn der Ehe. Er habe sich schon immer wie ein König aufgeführt und sich von hinten und vorn bedienen lassen. Jetzt habe sie zwar geahnt, dass ihre Vorgehensweise nicht richtig ist, aber sie könne sich gar nicht von diesem gewohnten Benehmen lösen. Dem Parkinson-Patienten konnte das Verhalten seiner Frau nicht als etwas für ihn Negatives auffallen. Der aggressive Aspekt der Überversorgung, die zur Unselbstständigkeit und Abhängigkeit führte, wurde der Frau schließlich deutlich. Der Ehemann »beantragte« – dazu passend – einige Freiheiten für sich. Dennoch war es mit viel Arbeit verbunden, bis sich neue Verhaltensweisen auf beiden Seiten durchsetzen konnten. Die Ehefrau erkannte sogar ihre negative Art, ihm »etwas heimzahlen« bzw. sich an ihm rächen zu wollen durch ihre Überfürsorglichkeit. Sie hatte sich in früheren Zeiten schon sehr oft über ihn geärgert. Ihr Verhalten würde man im Fachjargon als »malignes Helfersyndrom« oder »böse Demut« bezeichnen.

Festgefahrenes Rollenverhalten erkennen

Durch die Parkinson-Krankheit wurde das gewohnte Rollenverhalten noch fixiert, beinahe wie eine »therapeutische Symptomverschreibung« durch den Herrn Parkinson, der seinen Finger in offene Wunden legt. Solche Machtkollusionen sind in milder Form bei »Parkinson-Paaren« häufig zu beobachten. Eine Paartherapie ist aufgrund der Vielschichtigkeit zu empfehlen. Auch Aussprachen in einer Selbsthilfegruppe in kleinem vertrauten Kreis (höchstens 6–8 Teilnehmer) mit Paaren, die ähnliche Probleme haben, könnten hilfreich sein.

Offene Aussprachen

Tammi und ich sind in der Bewältigung der Störungen unserer Partnerschaft dadurch weitergekommen, dass wir offen über unsere Befindlichkeiten, über Ängste und Befürchtungen reden und uns vor allem ohne Vorwürfe auseinandersetzen. Gegenseitige Vorwürfe sind grundsätzlich nicht hilfreich, da sie einengen und freie Zusammenspiele blockieren. Dazu ein Beispiel aus der jüngsten Zeit:

Während Tammi und ich unsere Fahrräder in die Tiefgarage schoben, bekam ich ein Freezing, konnte nur dadurch noch stehen, dass ich mich an meinem Fahrrad festhielt. Tammi wollte schnell ihr Fahrrad abstellen, um mir sofort helfen zu können. Ich hörte ein Geräusch aus der Garage, das darauf schließen ließ, dass sie mit dem Rad gestürzt war. Ich konnte ihr beim besten Willen nicht helfen, war völlig hilflos und war ausschließlich damit beschäftigt, nicht jetzt auch noch selbst zu stürzen. Es war ein furchtbarer Zustand, in diesem Augenblick so hilflos zu sein. Inzwischen bin ich stolz darauf, nicht auch noch gestürzt zu sein, aber in diesem Moment fühlte ich mich scheußlich minderwertig und ratlos und Tammi tat mir sehr leid. Dazu kam die Angst davor, dass meine Frau durch eine Verletzung oder Krankheit ausfällt. Meine eigene Unfähigkeit wollte ich fast schon damit abwehren, dass ich ihr beinahe Vorhaltungen wegen leichtsinniger Vorgehensweise gemacht hätte. Wie gut, dass ich das nicht gemacht habe! Ich sagte nichts und konnte mich riesig freuen, dass alles glimpflich abgelaufen war. Wie durch ein Wunder erschien unsere Enkeltochter Cheyenne, sah unser »Elend« und half ihren verzweifelten Großeltern.

Vorwürfe bringen Sie nicht weiter

Es hätte erhebliche kollusive Verwicklungen geben können. Auch die narzisstischen Ebene war mit angesprochen worden: »Du darfst dich nicht verletzen, denn niemand pflegt mich so gut wie du!« oder aus Tammis Sicht: »Ich helfe dir doch sehr gern. Du bist ein tapferer und unkomplizierter Patient.« Diese Bewunderungsebene hätte bei gegenseitigen Vorhaltungen leicht in eine aggressive, entwertende Stimmung umschlagen können.

Wir Parkinson-Patienten tun gut daran, es unserem betreuenden Partner möglichst leicht zu machen und keinen unnötigen Stress und keine solche Eskalation zuzulassen. Durch die Kenntnis der Verständnisgrundlagen dieser psychodynamisch wirksamen Faktoren ist die Gefahr einer Zerrüttung der Beziehung deutlich geringer. Das ist zwar noch nicht die Lösung, aber eine theoretische Grundlage zur Bewältigung der Konflikte, die wissenswert und hilfreich sein kann. Schuldzuweisungen und Vorwürfe gehen durch die Kenntnis der Kollusionsphänomene zurück. Der Partner wird in seinem Verhalten angemessener und objektiver wahrgenommen.

Unsere Richtlinie lautet: keine Vorwürfe und Ehrlichkeit.

Das heißt aber nicht, dass wir klein beigeben und unsere Wünsche gar nicht äußern. Man darf nur die Augen vor den tiefenpsychologischen Phänomenen nicht verschließen und sollte lernen, die eigenen Beweggründe zu erkennen, bevor man etwas zu seinem Partner sagt.

Im Bett wird es ruhiger

Die Parkinson-Krankheit hat erhebliche Auswirkungen auf Partnerschaft und Sexualität. Die meisten Betroffenen reden nicht gern darüber. Auch mir fällt es nicht leicht, mich dazu zu äußern. Die deutsche Parkinson-Vereinigung hat eine zu diesem Thema durchgeführte Studie ermöglicht. Die Ergebnisse wurden als »Leitfaden für Betroffene und Partner« veröffentlicht (siehe Service). Der Autor ist Professor für Sexualwissenschaft und Sexualmedizin am Universitätsklinikum Charité in Berlin. Das hilfreiche Büchlein stützt sich auf eine Befragung von mehr als 2000 Patienten mit Parkinson und ihrer Partner. Für Mitglieder der DPV ist der Leitfaden kostenlos erhältlich.

Beier beschreibt 3 Dimensionen der Sexualität: Die beziehungsorientierte, die reproduktive Dimension und die Lustdimension. Sehr viele Parkinson-Patienten müssen sich auf die Vorzüge der beziehungsorientierten Dimension zurückziehen. Dazu gehören Zärtlichkeit, liebevoller Umgang miteinander, gegenseitige Zuwendung, Aufmerksamkeit und hilfreiches Verhalten. Wenn der Partner also hilft, auch wenn es ihm selbst schlecht geht, ist dies ein besonderes Kennzeichen einer tief gehenden, harmonischen Partnerschaft. Das Erfüllen kleiner Wünsche

Sexuelle Funktionsstörungen bei Parkinson

Die Störungen der Sexualität können durch Parkinson selbst oder durch die Medikamente gegen Parkinson verursacht sein, oder durch beides. Bei Frauen sind mangelnde Lubrikation (Feuchtwerden der Scheide) und Orgasmusstörungen, bei Männern sind Erektionsstörungen am häufigsten. Schwierig ist darüber hinaus für beide Geschlechter, bei Männern häufiger, dass viele Anti-Parkinson-Medikamente eine sexuell stimulierende Nebenwirkung haben können im Sinne einer Zunahme sexueller Vorstellungen. Gleichzeitig verhindern die körperlichen Funktionsstörungen einen sexuellen Vollzug, was zu Spannungen und Unausgeglichenheit führen kann. In einer Übergangszeit bis zur Einsicht, dass es nicht mehr geht, dürften Männer mehr unter der Impotenz leiden, als Frauen unter Orgasmusstörungen. Selbstverständlich gibt es in diesem Bereich große individuelle Schwankungen, die gegenseitigen Erwartungen nehmen ab.

des Partners, die Rücksichtnahmen, das Fingerspitzengefühl, gegenseitige Erleichterungen im Alltag sind Beispiele für eine erfüllte Beziehung.

Die Dimension der Reproduktion mit Zur-Welt-Bringen und Aufziehen der Kinder ist für die älteren Paare ohnehin vorbei und die Lustdimension spielt durch die medizinisch begründeten erheblichen sexuellen Funktionsstörungen bei den meisten Befragten keine so große Rolle mehr.

Mit meiner Frau bin ich darin einig, dass wir eine erfüllte Sexualität hatten und eine wunderschöne, liebevolle Partnerschaft mit viel Liebe und Zärtlichkeit haben und auch behalten. Das »Ergebnis« unserer reproduktiven Dimension ist 31 Jahre alt und heißt Simone.

Eine reaktive Depression ist ganz natürlich

Mit der Diagnose Parkinson hat man sein Bündel zu tragen. Jeder von uns Parkinson-Patienten erlebt nach der Mitteilung der Diagnose eine depressive Phase. Es wäre schon fast ungewöhnlich, wenn es nicht so wäre.

Die häufigste Erscheinungsform ist eine sogenannte reaktive Belastungsstörung, eine reversible und nicht zu größerer Besorgnis Anlass gebende depressive Reaktion. In den meisten Fällen ist eine Behandlung mit Antidepressiva nicht erforderlich. Nur wenige Betroffene benötigen eine antidepressive Medikation. Bei nennenswerten Depressionen mit mehr als 3 Wochen Dauer, deutlichen Antriebsstörungen, Ängsten, Schlafstörungen und depressiver Grundstimmung lässt sich eine Behandlung mit z.B. Mirtazapin oder Citalopram empfehlen. Eine psychotherapeutische Begleitung wird empfohlen. Eine stationäre psychiatrische Behandlung ist meistens nicht erforderlich.

Als ich die Diagnose Parkinson erfuhr, hatte ich eine solche depressive Reaktion und habe mich erst einmal für 3 Wochen krankschreiben lassen. Danach war ich zunächst seelisch stabil, allerdings traten bei den ersten ausgeprägten Off-Zuständen nach ungefähr 4 Jahren Panikattacken auf, die auch den Blutdruck in die Höhe schnellen ließen.

Die Panikattacken hatte ich in dieser Heftigkeit nicht erwartet. Durch die besorgniserregenden Blutdruckwerte wurde die Angst, wie man sich vorstellen kann, noch größer. Es war manchmal ein Teufelskreis. Bei schweren Panikattacken mit Todesangst hatte ich zeitweise einen Blutdruck von 250/120 mmHg.

In diesen Fällen bekam ich eine zusätzliche Substanz aus der Nifedipin-Reihe, die mir sehr gut half. Gottlob war der Blutdruck dann nach wenigen Minuten auf normale Werte herabgemindert.

Das Autogene Training war ebenfalls sehr hilfreich. Durch eine spezielle Übung, eine Kombination aus ruhiger, tiefer und passiver Atmung und der Schwereübung der Extremitäten, war mir eine deutliche Blutdrucksenkung möglich. Später konnte ich sogar ohne Nifedipin den Blutdruck um 40 mmHg allein durch Autogenes Training senken.

Im letzten halben Jahr habe ich mein Körpergewicht um 10 kg reduzieren können. Ich brauche inzwischen gar keine blutdrucksenkenden Substanzen mehr einzunehmen. Im Notfall mache ich Autogenes Training, und das genügt völlig. Mehr dazu im Kapitel »Den Blutdruck senken« (Seite 116).

Schlafstörungen und Träume

Bereits vor dem Ausbruch der Parkinson-Krankheit habe ich mich nach Auskünften meiner Frau mich nachts nicht immer ruhig verhalten. Gelegentlich hatte ich Albträume, habe im Schlaf geredet, gerufen oder gesungen. Aus heutiger Sicht deutet vieles darauf hin, dass diese typischen Schlafbeeinträchtigungen Vorlaufsymptome bzw. Frühsymptome des Parkinson gewesen sein dürften.

Der Nachtschlaf ist aus verschiedenen Gründen gestört. Es sind häufiger Durchschlafstörungen, aber auch Einschlafstörungen. Häufiger Harndrang ist allein schon ein Grund für mehrfaches nächtliches Erwachen. Dazu kommt die mangelnde Bewegungsfähigkeit, gerade auch beim Umdrehen im Bett, Schmerzen in den Beinen mit motorischer Unruhe und einem Drang, aufstehen zu müssen.

Das Traumverhalten ist verändert mit häufigen bewusstseinsnahen und ängstigenden Träumen bei Störung des sogenannten REM-Schlafes (Rapid-Eye-Movement = Traumschlaf mit Bewegungen der Augäpfel) mit Sprechen und Rufen, heftigen Bewegungen oder auch Lachen und Singen im Traumschlaf. Dies ist vorwiegend in der zweiten Nachthälfte zu beobachten und weckt den Schlafpartner ebenfalls auf. Das kann den betreuenden Partner in den Konflikt bringen: »Schlafe ich möglichst nahe beim Kranken, um möglichst schnell helfen zu können, oder schlafen wir getrennt?«

Meine Frau macht mich dann wach und sagt: »Helmut, du träumst!« Ich bin immer sehr froh darüber, geweckt zu werden und kann mich dann auch noch oft an die Träume erinnern. Oft beziehen sich die Träume direkt oder auch symbolisch auf die Parkinson-Krankheit. Zwei typische Träume der letzten Zeit möchte ich Ihnen schildern.

Wie sich Parkinson bei mir im Traum zeigte

Im ersten Traum sah ich einen Elefanten auf mich zukommen, der mich bedrängte und mir schließlich auf die Füße trat. Ich rief laut: »Hau ab« und weckte damit meine Frau, die das Gott sei Dank nicht auf sich bezogen hatte.

Die Deutung dieses Traumes dürfte relativ einfach sein: Es handelt sich bei dem Elefanten, der mich bedrängt, am ehesten um ein Symbol für Parkinson. Das Schwerfällige der Bewegungen und das Mächtige des Elefanten sowie der Angriff auf meine Füße stehen im Vordergrund, alles Attribute, die auf den Elefanten zutreffen.

Auch der zweite Traum bezieht sich offensichtlich auf Parkinson. Während eines Aufenthalts in einer neurologischen Klinik träumte ich Folgendes: Ich lag nicht in meinem Einzelzimmer, sondern in einem 3-Bett-Zimmer. In den beiden anderen Betten lagen meine Frau und ein fremder Herr, der auf meine Frau einredete. Als er Tammi schließlich sogar schlagen wollte, rief ich schnell die Polizei an. Sie kam prompt und nahm diesen sonderlichen Mann mit. Damit endete der Traum. Dieser fremde Mann kann ebenfalls als ein Symbol für die Parkinson-Krankheit betrachtet werden, dafür sprach allein schon, dass er sich bei mir und meiner Frau einquartiert hatte. Es war eben der »bekannte Lebensabschnittsgefährte«, der uns ständig auf die Nerven ging. Dass die Polizei ihn so schnell mitnahm, war der Ausdruck meiner Hoffnung, dass mir in der Klinik gleich geholfen werden kann. Die Klinik hat auf der Deutungsebene verschiedene der Polizei ähnliche Attribute: Schutz, Helfen, Schlimmeres vermeiden, Ordnung (in die therapeutischen Maßnahmen) bringen.

Lautes Rufen im Schlaf

Träumen und sich im Traum zu bewegen und laut zu rufen, ist häufig bei und charakteristisch für Parkinson. An der Lautstärke hätten die Logopäden ihre helle Freude. Aber vielleicht wirkt es nur deshalb so laut, weil nachts alles still ist. Manche Parkinson-Patienten neigen auch zum Schlafwandeln.

Häufiger Harndrang

Sehr häufig ist der Nachtschlaf durch nächtliches Wasserlassen gestört, bei Männern noch häufiger als bei Frauen. Urologische Medikamente, die den Harndrang bremsen sollen, wirken bei Parkinson meist kaum. Es ist eben ein in diesem Fall nur wenig beeinflussbares vegetatives Symptom bei Parkinson und nicht wirklich ursächlich behandelbar, auch nicht durch L-Dopa-Präparate oder Dopaminagonisten.

Bett und Matratze anpassen

Für einen erholsamen Schlaf zu empfehlen ist in jedem Fall eine gute Matratze, die nicht zu weich sein sollte. Es gibt Matratzen, in die man genau so weit hineinsinkt, wie es zum angenehmen

Schlaftabletten

Bei anhaltenden Schlafstörungen ist es sinnvoll und ungefährlich, eine halbe Tablette eines wirksamen Schlafmittels zu nehmen. Viele Menschen haben Angst vor einer Tablettenabhängigkeit im Sinne einer Sucht. Von zeitgemäßen Schlaftabletten wird man nicht so leicht »abhängig«, wobei es natürlich auf die Definition von »Abhängigkeit« ankommt. Abhängigkeitsgefahr besteht nur dann, wenn eine mehrfache Dosissteigerung nötig ist, um den gewünschten Effekt zu erreichen. Gewöhnung an Tabletten ist etwas anderes, schließlich müssen wir uns alle an unsere Anti-Parkinson-Medikation gewöhnen! Es ist ohnehin schon eine ganze Menge an Arzneimitteln, die wir unserem Körper zumuten müssen.

Liegen erforderlich ist. Eine große Hilfe sind die Betten, die am Kopf- und Fußende elektrisch hoch- und herunterfahrbar sind. Die Empfindlichkeiten und Störungen des angenehmen Liegens werden deutlich verringert. Ich habe außerdem zwei Handgriffe angebracht, die unter der Matratze verankert sind und mir beim Aufstehen helfen.

Innere und äußere Ordnung herstellen

Meine Eltern haben mir einiges mitgegeben, was im Leben nützlich ist. Es gelang ihnen jedoch nicht, mir beizubringen, Ordnung zu halten. Zwar ist es leicht, kurzfristig aufzuräumen und das Ergebnis auszukosten, etwa einen ordentlichen Schreibtisch oder den von Kleidungsstücken befreiten Schlafzimmerstuhl; aber diese Ordnung aufrechtzuerhalten ist das Wesentliche und das bei Weitem Schwerere. Wenn ich die Dinge, die ich hergeholt habe, nicht wieder an ihren Platz zurücklege, verbrauche ich kostbare Zeit und Energie mit dem Suchen.

Vielleicht hatte ich als Kind nicht so viel Kleidung und Spielzeug, um daran Ordnungssysteme zu erlernen. Das soll allerdings keine Entschuldigung sein. Ich bin der Meinung, dass man Ordnungsprinzipien verinnerlicht haben muss. Ordnung halten ist nicht nur Anforderung von außen, sondern etwas, was ich selbst unbedingt haben möchte, die innere Ordnungsliebe. Über eine von mir selbst hergestellte Ordnung kann ich mich inzwischen sogar freuen. Wenn ich aufgeräumt habe, bin ich »aufgeräumter Stimmung«.

Wir sind als Parkinson-Patienten ganz besonders auf Ordnung angewiesen.

Wenn wir keine Ordnung halten können, sind wir geliefert. Wir fänden am Ende nicht einmal unsere Tabletten wieder, weil wir unsere Schlafanzughose daraufgelegt haben. Oder man ist zur falschen Zeit am falschen Ort, weil man sich »verplant« hat und die falsche Reihenfolge von Handlungsabläufen gewählt hat. Man kann nicht nur sagen: »Ordnung ist das halbe Leben« sondern eigentlich auch: »Ordnung kann das Leben retten.« Meine Frau macht regelmäßig Ordnung, mir gelingt das noch nicht so gut wie ihr, aber ich übe!

Tamara

Ich räume und putze Helmut oft hinterher

» *Helmut und ich haben schon immer eine etwas andere Auffassung gehabt, was Ordnung betrifft. Aber da wir beide berufstätig und tagsüber oft gar nicht zuhause waren, hatten uns die Gegensätze bisher nicht so tangiert. Jetzt erleben wir den Alltag oft gemeinsam zuhause, und da wird natürlich auch viel mehr hin und her gewuselt. Besonders in der Küche bleibt oft benutztes Geschirr irgendwo stehen oder liegen. Bisher räume ich es meistens weg. Wir sind aber jetzt – nach 10 Jahren Berentung – auf einem guten Weg, Verbesserungen zu schaffen und deshalb stimmt der Spruch: Man sollte nie aufgeben!*

Und dann ist da ja noch seine Malerei! Nicht nur auf seiner Kleidung sieht man die Farben seiner jeweils aktuellen Bilder, sondern auch die Waschbecken sehen nach jeder Pinselreinigung schlimm aus, ebenso die Griffe der Türen und die Küchenstühle etc.! Insofern bin ich ganz froh, dass er jetzt einmal eine längere Malpause einhält, um dieses Buch zu schreiben. Dadurch bleiben seine Kleidung und unsere Wohnung wesentlich sauberer. «

Nie ohne Handy aus dem Haus gehen!

Parkinson ist ein strenger Lehrer. Wenn man seine logischen Regeln nicht beachtet, kann man sich selbst Fallen stellen. Nehmen wir einmal an, Sie machen bei herrlichem Sommerwetter einen Abendspaziergang, setzen sich im Wald auf eine Bank und beobachten den Sonnenuntergang. Als es dunkel wird,

Warum ich lieber schreiben statt malen soll

Ein Parkino aus Langenhagen
störte manchmal durch sein Betragen.
Malte er bunte Bilder,
schmierte er immer wilder.
Seiner Frau platzte schließlich der Kragen.
Und sie hatte dann schließlich genug,
jetzt schreibt er zum Glück mal ein Buch.
Da kann nichts passieren.
Wie sie jetzt harmonieren!
Man hört nicht den leisesten Fluch.

stellen Sie fest, dass kein Mensch mehr in der Nähe ist.

Inzwischen ist der bewegungsarme Zustand besonders heftig ausgefallen. Ihr Off sagt Ihnen, dass Sie in der nächsten Zeit nicht aufstehen können. Sie bekommen Angst, schließlich wollen Sie nicht auf der Parkbank sitzend übernachten! Gott sei Dank haben Sie Ihr Handy dabei. Die Tasten können Sie gerade noch so bedienen. Sie erreichen Ihren Lebenspartner, bei mir war es natürlich Tammi, die mich abholte und »rettete«. »Handy« bedeutet deshalb für mich: **ha**ppy **end**ing stor**y**.

Die wichtigste positive Seite der Erfindung von Handy, Smartphone und sonstiger Erleichterungen der Kommunikation sind die gezielte Standort-Durchgabe und die damit verbundenen Rettungsmöglichkeiten. Das Handy und andere Kleincomputer (wie auch immer sie heißen mögen) können uns ganz entscheidend dabei helfen.

Wenn man sich gut fühlt, ist man leicht zu sorglos. Wir vergessen wichtige Sachen, fühlen uns gesund, sind es aber nicht. Man schadet sich mit derartigen, allerdings auch verständlichen Fehleinschätzungen gerade in den ersten Jahren der Krankheit.

Umgang mit Parkinson in der Öffentlichkeit

Nach meiner Erfahrung ist es am besten, freundlich und offen mit seiner Krankheit umzugehen. Man kann natürlich nicht voraussetzen, dass andere Menschen über Parkinson Bescheid wissen. Wenn man das Thema offen anspricht, erfährt man oft vom Gegenüber, dass er die Erkrankung aus dem Familien- oder Bekanntenkreis kennt oder zumindest schon davon gehört hat. Auch wer mit Parkinson bisher nichts anfangen konnte, wird meist verständnisvoll reagieren, wenn man ihm sagt, dass man sich zeitweise nicht oder kaum bewegen kann.

Die Hilfsbereitschaft ist nach meiner Erfahrung überall sehr groß. Wenn man sich irgendwo hinsetzen muss, z. B. in öffentlichen Verkehrsmitteln oder sonst um eine Sitzgelegenheit bitten muss, wird meist in aller Regel sofort geholfen. Es gibt jedoch auch gelegentlich Situationen, die nicht so erfreulich ablaufen. Mein Erlebnis beginnt bedrohlich, endet aber dann letzten Endes doch noch positiv: Auf einem Weinfest sprach ein offensichtlich schon leicht alkoholisierter junger Mann mich an mit den Worten: «Na, Alter, du bist wohl ganz schön voll!« mit einem etwas herausfordernden Unterton. Ich dachte für mich: »Will der jetzt mit dir trinken oder sucht er Streit?«

Mit einem lächelnden Gesichtsausdruck kam ich sofort auf das Wesentliche. Ich sagte ihm, dass ich an der Parkinson-Krankheit leide und daher so kleinschrittig gehe. Er schien das noch nicht glauben zu wollen, aber ich hatte Glück: Sein Freund, der die Sache mithörte, sagte, dass sein Onkel auch Parkinson habe. Sofort war die Stimmung entspannt und wir setzten uns kurz nebeneinander auf die Kirmesbank und sprachen über den Onkel des Freundes.

Würde man in derartigen Situationen nicht offen sein, vielleicht sogar mit dem Hintergedanken »Was geht ausgerechnet diesen Burschen meine Krankheit an?«, wäre man schlecht beraten. Offenheit ist nach meiner Erfahrung immer der bessere Weg, wobei Sie möglichst einfache und klare Erklärungen geben sollten. Man muss natürlich auch immer damit rechnen, dass andere Menschen nicht

Wer ungewöhnlich geht, muss besoffen sein

Ich habe mal jemand getroffen,
der glaubte, ich wäre besoffen
Als er hörte die Wahrheit,
brachte ihm das viel Klarheit.
Und am Ende war er ganz betroffen.

angemessen reagieren. Man tut gut daran, sich darauf einzurichten, dass andere Menschen, die die Krankheit nicht kennen, sogar möglicherweise völlig falsch reagieren.

Einer Freundin ist es passiert, dass ihr Ehemann auf einer Wanderung an der Ostseeküste von Schulkindern verspottet wurde. Der dazutretende Lehrer ermahnte die Kinder mit dem peinlichen Satz: »Lasst doch den Besoffski in Ruhe!« Ja, die Unwissenheit macht manchmal auch vor Akademikern nicht halt!

Mein Lieblingssprichwort lautet: »Wie man in den Wald hineinruft, so schallt es heraus.« Für mich bedeutet das, dass ich unmittelbar Einfluss nehmen kann auf mein Verhältnis zu anderen Menschen. Wir sind selbst die Schöpfer unseres Glücks, und je freundlicher, verbindlicher und interessierter wir Mitmenschen gegenübertreten, desto besser werden unsere Beziehungen zu ihnen gelingen. Am Anfang des nächsten Kapitels wird der Psychotherapeut Paul Watzlawick zu Schwierigkeiten der Menschen im Umgang mit dem Glück zitiert. Er belegt mit genau diesem Sprichwort seine Philosophie und Psychologie des Glücklichseins.

Auch mir sind Trippelschritte peinlich

Zweifellos präsentiert man sich als Parkinson-Patient in der Öffentlichkeit lieber im On als im Off. Mir ist es immer noch peinlich, mich vor anderen im Trippelschritt fortzubewegen. Man ist plötzlich auf dem Stand eines 1½ Jahre alten Kindes und fällt zwangsläufig auf. Das Kind muss durch Nachahmung der Bewegungen eigene gezielte Bewegungen erlernen. Das ist damit vergleichbar, wie ein Erwachsener die Schritte eines Vorangehenden nachahmt. Diese Leistung wird von der Sehrinde (Verarbeitung des Sehens in der Hirnrinde) und über die Sehbahn bewältigt.

Vorübergehend hatte ich meine Frau einmal gebeten, auf dem Fußweg vor mir zu gehen, weil ich dadurch Erleichterung hatte. Dies war allerdings eine ungünstige Situation, weil uns manche Leute erstaunt betrachteten und es so aussehen konnte, als ob ich meine Frau verfolge oder ihr hinterherlaufe. Meiner Frau war das auch immer unangenehm, und sie machte es nur, um mir zu helfen. Unsere viel bessere Lösung für das Problem bei längeren Fußwegen sieht jetzt folgendermaßen aus: Tammi geht völlig normal mit mir auf gleicher Höhe und sieht mich von der Seite. Ihre linke Hand ist in Bereitschaft, mich gegebenenfalls zu stützen. Ich bräuchte nur das Wort »Hand« zu rufen, und schon würde sie mich stützen. Das gibt mir Sicherheit und hat uns schon oft geholfen. Als ich auf schlechter Wegstrecke mit Rollsplitt zu stürzen drohte, rief ich »Hand!« und Tamara hielt mich fest. So einfach kann Sicherheit sein!

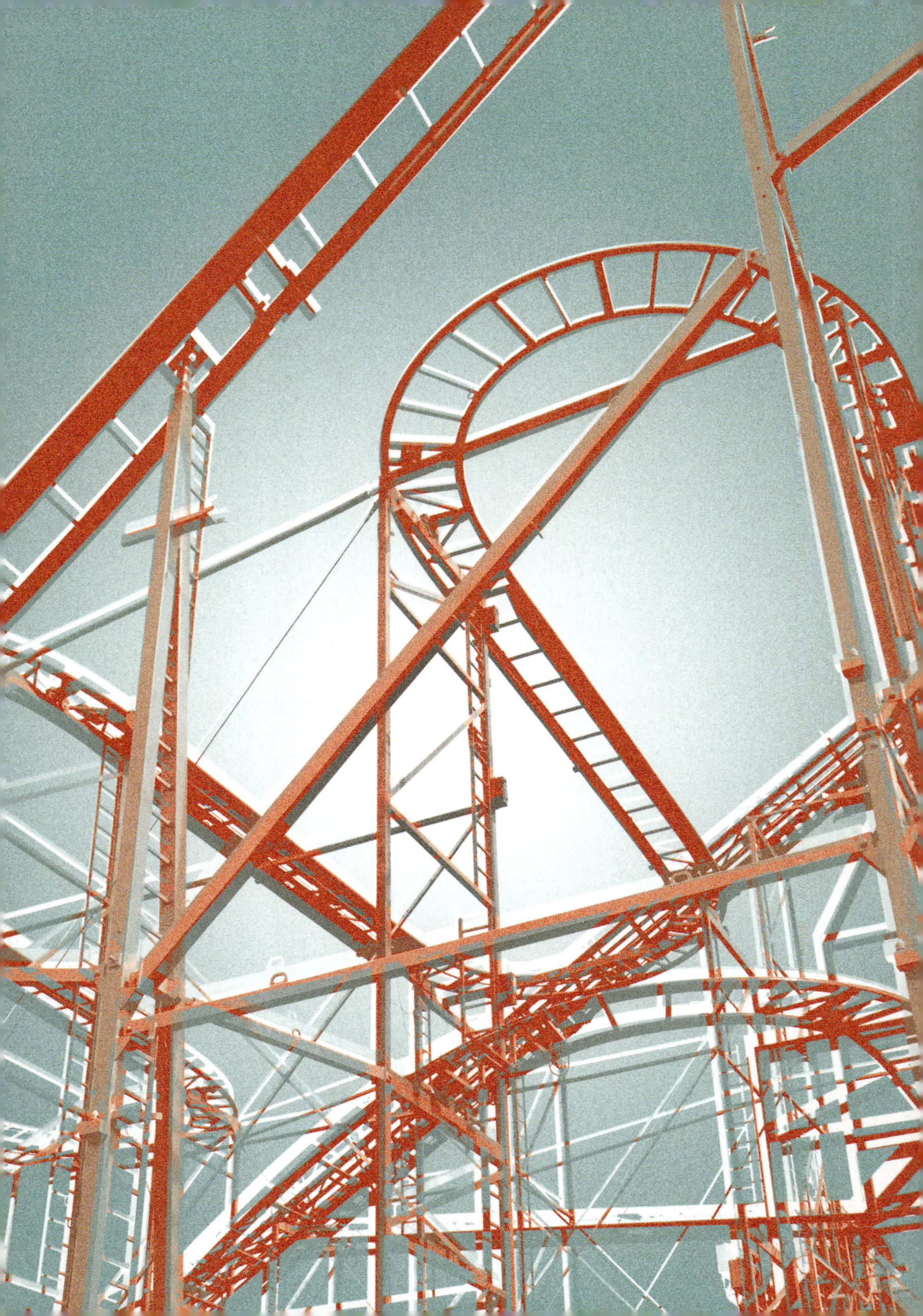

Parkinson in Schach halten

Jeder Parkinson-Patient ist auf Medikamente angewiesen. Daneben gibt es viele Therapieangebote, die uns helfen, möglichst selbstständig zu bleiben.

Alles dreht sich ums Dopamin

Die medikamentöse Behandlung der Parkinson-Krankheit ist komplex und individuell unterschiedlich. Je weiter fortgeschritten die Erkrankung ist, desto anspruchsvoller wird es.

Nur erfahrene Neurologen sind in der Lage, diese komplizierte Angelegenheit angemessen zu bewältigen und eine für den Patienten zufriedenstellende gesundheitliche Verfassung herauszuholen. Allerdings kann auch ein noch so gründlicher und bewanderter Nervenarzt einem Parkinson-Patienten nicht helfen, wenn dieser seine Medikamente nicht genau nach Plan einnimmt.

Das wichtige Dopamin, das uns Parkinson-Erkrankten fehlt, kann leider nicht über Nahrungsmittel oder Medikamente dem Gehirn zugeführt werden, da es die Blut-Hirn-Schranke nicht passieren kann. Doch die Vorstufe des Dopamins »Levodopa«, auch L-Dopa abgekürzt, wird im Verdauungstrakt aufgenommen und gelangt auch problemlos ins Gehirn. Dort wird es dann durch ein bestimmtes Enzym (Aminosäure-Decarboxylase) in das so dringend erforderliche Dopamin umgewandelt.

Mit dem uns vertrauten L-Dopa können die typischen Parkinson-Symptome wie Steifheit, Zittern, Minderung der Beweglichkeit und Muskelspannung (sogenannter Rigor) sehr gut behandelt werden. Es war wirklich in den sechziger Jahren eine bahnbrechende medizinische Errungenschaft, das L-Dopa zu entdecken, das die Blut-Hirn-Schranke passieren kann.

Der großen Hilfe steht allerdings auch ein Spektrum von Nebenwirkungen gegenüber, die man als Parkinson-Patient auch kennen sollte, wie beispielsweise die Gefahr von optischen und akustischen

Halluzinationen, Übelkeit, Verstopfung und Müdigkeit.

Teamplayer: L-Dopa und seine Mannschaft

Um zu gewährleisten, dass nicht der Großteil des eingenommenen L-Dopas schon im Körper zu Dopamin umgewandelt wird, bevor es überhaupt im Gehirn ankommt, gibt es L-Dopa-Präparate nur in fixer Kombination mit einem Hemmstoff. Dieser Hemmstoff (Decarboxylasehemmer: entweder Benserazid oder Carbidopa) bremst die Umwandlung von L-Dopa in Dopamin, allerdings nur im Körper und nicht im Gehirn; dort soll es ja in den dringend gebrauchten Botenstoff umgewandelt werden. Ähnlich wie beim Fußballspiel benötigt der Stürmer L-Dopa also Mannschaftkameraden (Benserazid oder Carbidopa), um Tore zu schießen bzw. den Dopaminrezeptor zu erreichen.

Nach einigen Jahren kann die L-Dopa-Wirkung nachlassen bzw. nicht mehr ausreichend sein; der Stürmer hat seine Glanzzeit hinter sich. Das heißt aber noch lange nicht, dass er ausgemustert werden muss, man kann weitere fähige Mannschaftskameraden ins Spiel bringen. Zum Beispiel einen weiteren Hemmstoff, der den zweiten wichtigen Abbauweg hemmt. Dieser COMT-Hemmer erhöht die Bioverfügbarkeit von L-Dopa im Blutplasma: Mehr L-Dopa gelangt ins Gehirn und kann dort zu Dopamin umgewandelt werden. Der COMT-Hemmer hält unserem L-Dopa-Stürmer also den Rücken frei und sorgt dafür, dass dieser wieder ungehindert zum Schuss kommt. Als COMT-Hemmer gibt es Entacapon und Tolcapon. So gestärkt kann die Mannschaft wieder erfolgreich spielen.

Oder man kauft einen weiteren wirklich guten Spieler ein, nämlich einen Dopaminagonisten. Das sind Substanzen, die ebenfalls am Dopaminrezeptor binden können, um bei unserer Fußball-Analogie zu bleiben: Sie können Tore schießen. Sie sind nicht ganz so torgefährlich wie unser L-Dopa-Stürmer in seinen besten Jahren, aber sie haben doch einen ganz schönen Wumms, also eine gute Wirksamkeit. Und mit dieser Doppelspitze (L-Dopa plus Dopaminagonist) ist die Mannschaft wieder unschlagbar. Genau wie beim Fußball ist die Mannschaftsaufstellung oft nicht so leicht. Der Trainer (Ihr Arzt) muss manchmal etwas herumprobieren, bis er ein gutes Team (die für Sie optimale Medikamenten-Kombination) beisammen hat. Wenn nach einiger Zeit ein Spieler – ein Medikament – nachlässt, muss umgestellt werden. Und wenn Sie Medikamente vergessen – der Spieler also nicht zum Training erscheint – geht es Ihnen definitiv schlecht!

Die folgende Tabelle zeigt Ihnen, welche Substanzen für die medikamentöse Parkinson-Therapie zur Verfügung stehen. Hier sind auch noch einmal alle

Wortungetüme erklärt, für die, die es ganz genau wissen wollen. Es gibt noch weitere medikamentöse Optionen wie z. B. MAO-Hemmer, die den Abbau des Dopamins verzögern und so für eine höhere Dopaminkonzentration sorgen. Und es gibt auch Parkinson-Medikamente, die auf andere Botenstoffe (Neurotransmitter) als Dopamin einwirken. Doch wir wollen das Ganze nicht zu kompliziert machen; in unserem fingierten Fußballspiel sind die wichtigsten Wirkprinzipien, mit denen Sie als Parkinson-Patient in Kontakt kommen können, genannt.

Übersicht über Parkinson-Medikamente und meine persönlichen Erfahrungen mit den Präparaten.

Wirkmechanismus	Wirkstoffe	Meine persönliche Erfahrung ...	... und Bewertung
L-Dopa in fixer Kombi mit einem Decarboxylasehemmer	L-Dopa + Benserazid	Wirkte bei mir sehr gut, Wirkungsdauer aber schwankend.	++
	L-Dopa + Carbidopa	Wirkt bei mir sehr gut, mit zuverlässiger Wirkungsdauer.	+++
COMT-Hemmer (hemmen das Enzym **C**atechol-**O**-**M**ethyl-**T**ransferase)	Entacapon	Wirkt bei mir sehr gut, mit zuverlässiger Wirkungsdauer. Ich nehme die fixe Kombination aus L-Dopa + Carbidopa + Entacapon.	+++
	Tolcapon	War für mich nicht so günstig wie die Alternative Entacapon.	+
Dopaminagonisten (aktivieren den Dopaminrezeptor ähnlich wie Dopamin selbst)	Piribedil	n. g.	
	Pramipexol	n. g.	
	Ropinirol	n. g.	
	Rotigotin (als Pflaster)	Zeigt sehr gute Wirkung bei mir mit zuverlässiger Wirkungsdauer.	+++

Wirkmechanismus	Wirkstoffe	Meine persönliche Erfahrung ...	... und Bewertung
	Apomorphin (subkutan)	Bringt mir sehr große Erleichterung mit schnellem Eintritt der Wirkung.	++++
	Bromocriptin	n. g.	
	Cabergolin	n. g.	
	α-Dihydroergocriptin	n .g.	
	Lisurid	n. g.	
	Pergolid	Wirkte gut bei mir, doch es traten Wechselwirkungen mit meinen anderen Anti-Parkinson-Medikamenten auf.	+
MAO-Hemmer (hemmen das Enzym **M**ono**a**min**o**xidase, das Dopamin abbaut)	Rasagilin	n. g.	
	Selegilin	n. g.	
NMDA-Antagonisten (blockieren die Rezeptoren für den Neurotransmitter Glutamat)	Amantadin	Wirkte bei mir sehr gut, Wirkungsdauer aber schwankend.	++
	Budipin	n. g.	

n. g.: Mit diesen Präparaten habe ich keine persönliche Erfahrung, weil ich sie bisher nicht genommen habe.

Die Apomorphinspritze wirkt schnell und stark

Mit der oralen Medikation sind jedoch die pharmakologischen Möglichkeiten noch lange nicht erschöpft. Es gibt eine ganze Reihe weiterer wichtiger Stoffe, die unter Umgehung des Magens sehr gut wirksam sind. Ich werde über diese therapeutischen Möglichkeiten in der chronologischen Reihenfolge berichten, in der ich diese Präparate in meiner Krankheitsgeschichte selbst erhielt und noch erhalte.

Bei meinem zweiten Aufenthalt in der Elena-Klinik Kassel, machte ich vor 9 Jahren meine erste Erfahrung mit Apomorphin. Hierbei handelt es sich natürlich nicht um einen Suchtstoff wie Morphium, sondern um ein chemisch verwandtes Molekül ohne Suchtpotenzial.

Als ich es das erste Mal bekam, war ich sehr angetan davon und geradezu verblüfft über die Schnelligkeit und Stärke der Wirkung. Ich hatte gerade Besuch von einem befreundeten Ehepaar, das in der Sporthalle mit mir Tischtennis spielen wollte. Da es mir in diesem Moment eigentlich nicht so gut ging und ich ziemlich kleinschrittig war und mich auch sonst nicht besonders gut bewegen konnte, ließ ich mir erstmals eine kleine Dosis des Apomorphins subkutan spritzen. Innerhalb von wenigen Minuten war es damals so, als hätte ich nahezu die Krankheit nicht mehr. Ich konnte plötzlich mit schnellen und großen Schritten in die Turnhalle gehen und war beim Tischtennisspielen gut aufgelegt.

Diese Wirkung ist zwar im Laufe der Jahre etwas schwächer geworden und tritt nicht mehr ganz so schnell ein, aber die wesentlichen positiven Merkmale sind immer noch vorhanden.

Ich habe immer die Möglichkeit, mir 5 ml Apomorphin subkutan zu spritzen. Das ist einerseits im Notfall oder besser im »Eilfall« erforderlich, wenn ich mich kaum noch bewegen kann, andererseits immer dann hilfreich und sinnvoll, wenn besondere körperliche Anforderungen auf mich zukommen.

Bis die Wirkung spürbar ist, dauert es inzwischen 15–30 Minuten, entsprechend rechtzeitig muss ich mir die Spritze geben. Maximal gebe ich mir pro Tag 15 ml Apomorphin, also 3 Spritzen mit je 5 ml pro Tag. Man trägt die Spritze, die aussieht wie ein etwas größerer Kugelschreiber, bei sich, eine sehr praktische Lösung. Wenn ich durch die mangelnde Bewegungsfähigkeit nicht in der Lage bin, mich an der Stelle auszuziehen, wo ich die Spritze platzieren möchte, kann ich durch dünnen Stoff z. B. durch das Unterhemd auch hindurchstechen.

Knotenbildung an den Einspritzstellen der Bauchhaut

In den letzten Monaten habe ich etwas Erstaunliches festgestellt: Bei subkutanen Spritzen im Bauchbereich kam es auch bei mir häufig zu einer Knotenbildung in der Bauchhaut, eine bekannte Nebenwirkung der Spritze. Medizinisch werden diese »Knubbel« subkutane granulomatöse Knötchen genannt. Dieses Phänomen war bei mir in den ersten Jahren relativ stark ausgeprägt. Es war schon ein Nachteil, da sich die Knötchen gelegentlich entzündeten und juckten. Obwohl ich mir heute mehr Apomorphin-Spritzen als damals gebe, ist die Knötchenbildung vollständig verschwunden. Das ist für mich sehr angenehm, die Spritzengabe ist jetzt völlig unproblematisch geworden.

Als ich meiner Frau davon berichtete, fragte sie: »Woran kann denn das lie-

Steckbrief Apomorphin

- Apomorphin zählt zu den am stärksten wirksamen Dopaminagonisten.
- Es ist dem Wirkprofil von Dopamin am ähnlichsten.
- Apomorphin ist sehr gut verträglich, kann aber Wechselwirkungen mit anderen Anti-Parkinson-Mitteln haben im Sinne einer gegenseitigen Wirkungsabschwächung.
- Es wird als Apomorphin-Hydrochlorid subkutan gespritzt oder mit einer Pumpe kontinuierlich als Dauerinfusion zugeführt.

gen?« Ich wusste darauf keine Antwort, aber sie fragte weiter: »Was hat sich denn verändert?« und fuhr dann selbst fort: »Du bist doch so schlank geworden, vielleicht hat das mit der Fettschicht unter der Haut zu tun?« In dieser subkutanen Fettschicht gehen durch die Spritze Fettzellen zugrunde (die sogenannte Fettzellen-Nekrose). Tammi hatte mit ihrer Vermutung ins Schwarze getroffen, offenbar die Ursache intuitiv erfasst und mich damit geradezu verblüfft. Nachdem ich mich dazu noch einmal belesen hatte, konnte ich die Richtigkeit ihrer Vermutung loben. Die Berechtigung der Verleihung des Ehrendoktortitels war ohne jeden Zweifel noch einmal bestätigt worden.

Ich habe – wie bereits berichtet – 10 kg abgenommen und damit deutlich weniger subkutanes Fettgewebe im Bauchbereich. Für beleibte Parkinson-Patienten, die auf Apomorphin angewiesen sind, ist es also ein gewisser Anreiz, schlanker zu werden. Das Präparat ist nebenwirkungsarm. Das einzig Nennenswerte ist, dass Übelkeit auftreten kann. Ich habe das Glück, dass das bei mir nicht der Fall ist. Meistens verträgt sich der Wirkstoff Apomorphin mit den anderen Parkinson-Medikamenten gut.

Segensreich: das Rotigotin-Pflaster

Es begann vor etwa 7 Jahren, als meine Frau und ich auf eine Schiefstellung im Bereich der oberen Wirbelsäule aufmerksam wurden. Bei längeren Autofahrten mit meiner Frau am Steuer und mir auf dem Beifahrersitz, hatte sie das Gefühl, dass ich mich zur unpassenden Zeit an sie anlehnen wollte. Ich neigte den Oberkörper und den Kopf immer weiter nach links hinüber zur Fahrerin. Tammi störte das zwar nicht beim Fahren, aber sie nahm es eher etwas amüsiert, aber auch besorgt zur Kenntnis. Ich selbst merkte es zwar auch, aber meiner Frau war es wesentlich mehr aufgefallen. In der folgenden Zeit kam noch dazu, dass ich am Esstisch immer wieder diese linksbetonte Schiefhaltung zeigte. In einem Sessel sitzend oder in einem Stuhl mit Armlehnen fiel das Ganze nicht so auf. Wegen einer allgemeinen Verschlechterung der Parkinson-Symptome ließ ich mich in die neurologische Klinik des Nordstadtkrankenhauses Hannover aufnehmen.

Mein behandelnder Arzt gab mir das Rotigotin-Pflaster in einer Dosierung von 4 mg (mit 2 mg einschleichend beginnend), ebenfalls ein Dopaminagonist. Das war ein Volltreffer! Bei diesem Spezialpflaster wird der Wirkstoff langsam über die Haut in den Körper aufgenommen und gelangt mit dem Blut ins Gehirn. Das Rotigotin-Pflaster führt zu einer Verbesserung der Motorik und macht mich insgesamt wacher. Darüber hinaus wird die Muskelanspannung, die fast immer halbseitenbetont ist, deutlich verringert, und meine Schiefhaltung war innerhalb kurzer Zeit erfreulicherweise fast ganz verschwunden.

Genau wie bei Apomorphin ist es auch bei Rotigotin von Vorteil, dass der Magen umgangen wird. Die Zufuhr von Medikamenten unter Entlastung des ohnehin überstrapazierten Magens muss bei zunehmender Krankheitsdauer mehr beachtet werden. Mein Magen muss derzeit 22 Tabletten pro Tag verkraften, allerdings einschließlich der Nicht-Parkinson-Mittel.

Die Forschung sucht ständig nach neuen Medikamenten, die noch wirksamer und noch verträglicher sind. Ich bin selbst zurzeit Teilnehmer einer Langzeitstudie, bei der ein Präparat geprüft wird, das in den Glutamatstoffwechsel eingreift. Denn bei Parkinson-Patienten besteht ein relativer Überschuss an diesem Botenstoff. Das Präparat wird in Apotheken erst in etwa 2 Jahren erhältlich sein. Die Pharmakologieforschung untersucht gegenwärtig alle infrage kommenden Anti-Parkinson-Präparate auf Haupt- und Nebenwirkungen. Es werden mit Sicherheit noch weitere verträgliche und wirksame Präparate gefunden.

Steckbrief Rotigotin

- Rotigotin ist zurzeit der einzige zugelassene Dopaminagonist, der über die Haut aufgenommen wird.
- Das Pflaster wird 1 × täglich gewechselt.
- Durch das Pflaster wird der Wirkstoff konstant aufgenommen, was vor allem in späteren Krankheitsstadien wichtig ist.
- Der Wirkstoff gelangt direkt ins Blut, ohne den Verdauungstrakt zu belasten.

Professor Odin – ein Profi für mich allein

Zwei Jahre nach dem Beginn der Erkrankung war ich in Hannover auf einer neurologischen Fortbildungsveranstaltung. Referent war der aus Schweden stammende Neurologe Professor Odin, damals noch an der medizinischen Hochschule tätig, heute Chefarzt der neurologischen Klinik Bremerhaven. Ich war pünktlich angekommen, hatte mich aber schon ein wenig darüber gewundert, dass noch sehr viele Parkplätze frei waren. Als ich in den Saal trat, standen einige Herren am Pult, es war jedoch kein Teilnehmer zu erblicken. Ich ging ratlos zu ihnen hinüber und fragte, ob diese Veranstaltung hier ausfiele.

Prof. Odin zuckte mit den Schultern und ein Sprecher der Veranstaltungsleitung sagte verlegen: »Wir haben uns um eine Woche geirrt. Die Wanderversammlung norddeutscher Neurologen ist heute in Magdeburg. Alle Fachkollegen sind dort.« Ich fragte scherzhaft: »Dann ist es wohl jetzt zu spät, nach Magdeburg zu fahren?«

Die Leitung zeigte sich großzügig und lud uns beide zum Essen und Erfahrungsaustausch ein. Ich hatte mich inzwischen als parkinsonkranker Kollege zu erkennen gegeben. Zu meinem Glück willigte Prof. Odin sofort ein, den Abend mit mir zu verbringen. Meine Fragen wurden alle beantwortet. Ich fragte ihn ein »Loch in den Bauch« und er hatte auch einige Fragen an mich.

Schon damals riet mir Prof. Odin zur Einnahme einer fixen Kombination von Levodopa, Carbidopa und Entacapon. Nach 13 Jahren ist dies immer noch ein sehr wichtiger Baustein meiner Medikation! Was hatte ich für ein Riesenglück, Prof. Odin kennenzulernen, einen hervorragenden Fachmann, der vor langer Zeit aus Schweden nach Hannover gekommen war. Ich hatte ihn einen Abend für mich allein!

Ode an Professor Odin

Ich schaute in ratlose Mienen,
nicht ein einziger Mensch war
erschienen.
Odin machte mir Mut
und es schmeckte mir gut.
Alter Schwede, ließen wir uns
bedienen!

Machen Sie sich schlau!

Das Zusammentreffen mit Prof. Odin war für mich natürlich ein Glücksfall. Ich rate jedem Parkinson-Patienten, sich so gut über die Erkrankung und die Behandlungsmöglichkeiten zu informieren, wie es geht. Befragen Sie nicht nur Ihren behandelnden Arzt, sondern nutzen auch jede Informationsmöglichkeit, die sich Ihnen bietet. Lesen Sie entsprechende Ratgeberbücher, stöbern im Internet, werden Mitglied bei Selbsthilfegruppen oder Parkinson-Gesellschaften, besuchen Sie vielleicht auch einmal einen Medizin-Kongress, wie den Parkinson-Kongress, bei dem es auch immer Veranstaltungen für Patienten gibt. Nutzen Sie jeden Kontakt zu Fachleuten (z. B. während eines Klinikaufenthalts), um Experte in eigner Sache zu werden.

Studieren Sie Ihre Medikamente

Die Hauptwirkungen, Nebenwirkungen und Wechselwirkungen der Medikamente untereinander sind vielfältig. Schlägt man einmal die Rote Liste auf, das Arzneimittelverzeichnis für Deutschland, ist es so, als ob man die Beipackzettel sämtlicher Medikamente lesen würde, zu einem dicken Buch gebunden, etwa 2300 Seiten. Die Beipackzettel enthalten wichtige Informationen, aber auch sämtliche Nebenwirkungen, die auftreten können. Mit der riesigen Menge von möglichen Nebenwirkungen kann man sich verrückt machen. Auch als Arzt bin ich nicht frei von Sorgen hinsichtlich unerwünschter Wirkungen.

Doch es ist wichtig zu wissen, welche Hauptwirkungen ein Präparat hat, um feststellen zu können, ob diese bei einem selbst eintreten. Ist das nicht der Fall, ist es eventuell die falsche Dosierung oder auch das falsche Präparat, was mit dem behandelnden Neurologen besprochen werden sollte. Bei L-Dopa tritt die Wirkung am schnellsten ein. Allerdings hält sie auch nur einige Stunden an, weshalb es mehrfach am Tag eingenommen werden muss. Viele Anti-Parkinson-Medikamente müssen eingeschlichen werden, das heißt, die Zieldosis wird stufenweise aufgebaut, um keine übermäßigen Unverträglichkeiten auszulösen. Allerdings lässt dann auch die ersehnte Erleichterung ziemlich lange auf sich warten.

Falls Sie auch Antidepressiva benötigen, müssen Sie noch mehr Geduld aufbringen, denn hier baut sich die Wirkung erst über mehrere Wochen regelmäßiger Einnahme langsam auf. Die Nebenwirkungen auf den Verdauungstrakt wie Übelkeit sind allerdings sofort spürbar.

Wechselwirkungen

Je mehr Medikamente man einnehmen muss, desto größer die Gefahr, dass Wechselwirkungen auftreten. Wechselwirkungen äußern sich vorwiegend als gegenseitige Wirkungsverstärkung oder Wirkungsabschwächung. Die wechselseitige Abschwächung liegt oft an einer sogenannten kompetitiven Hemmung vor den Rezeptoren. Das kann man sich ungefähr so vorstellen, dass an den Eingängen zu einer Großveranstaltung ein derartig großes Gedränge entsteht, dass nur sehr wenige oder gar keine Zuschauer ins Stadion hineinkommen. Die Rezeptoren können zwar auch direkt blockiert sein, etwa wie eine besetzte Toilette, aber bei der kompetitiven Hemmung besteht ein Überangebot von wirksamen Substanzen, die sich gegenseitig abdrängen. Das kann ein unerwünschter Effekt sein bei zu hoher Dosierung eines oder mehrerer Anti-Parkinson-Mittel. Mehr hilft dann nicht mehr, sondern weniger.

Je weiter fortgeschritten Ihre Parkinson-Erkrankung ist, desto wichtiger ist es, dass Sie von einem echten Parkinson-Experten behandelt werden bzw. dass die medikamentöse Einstellung in einer Parkinson-Klinik erfolgt. Erfahrungen anderen Patienten stellen sicher oft interessante Anregungen dar; die Medikamenteneinstellung lässt sich aber nie von einem Patienten auf den anderen übertragen. Sie muss immer individuell erfolgen. Keine Medikamenteneinstellung in der gesamten Medizin ist so komplex und individuell wie bei der Krankheit »Morbus Parkinson«.

Tiefe Hirnstimulation (»Hirnschrittmacher«)

Wer schon oft genug schwere Off-Zustände erlebt hat und sehr viele Anti-Parkinson-Medikamente einnehmen muss, ist schließlich bereit, über eine Operation nachzudenken: das Implantieren eines »Hirnschrittmachers«.

Ich hätte mich vielleicht schon früher für die tiefe Hirnstimulation entscheiden können, hatte aber immer gedacht: Solange du mit den Medikamenten noch halbwegs zurechtkommst, wartest du noch ab. Außerdem habe auch ich Angst vor einer Hirnoperation. Die Vorstellung, sich 2 Elektroden tief ins Hirn setzen zu lassen, ist schließlich nicht sehr angenehm. Das ganze findet vorwiegend bei vollem Bewusstsein statt.

Die Elektroden werden im Nucleus subthalamicus angebracht, einer sehr kleinen Struktur, die genau getroffen werden muss. Die Anatomie des Gehirns und dieser neurochirurgische Eingriff sind äußerst komplex. Gottlob gibt es die spezialisierten Neurochirurgen, die den Eingriff der tiefen Hirnsonde heutzutage mit äußerster Präzision und mit professioneller Routine vornehmen, schon hundertmal genauer als noch vor 8 Jahren.

Mit einer sehr verfeinerten Kernspintomografie (röntgenologische Darstellung des Gehirns in dünnen Schichten) wird das Gehirn exakt vermessen. Dann werden in Narkose links und rechts zwei kleine Bohrlöcher durch die Schädeldecke gesetzt, durch die dann die beiden Drähte mit den Elektroden bis zum Nucleus subthalamicus vorgeschoben werden.

Sind die Elektroden am Zielpunkt, wird der inzwischen aus der Narkose erwachte Patient, dessen Kopf selbstverständlich fest fixiert ist, vom Neurochirurgen gefragt, wie er Arme und Beine, Hände und Füße bewegen kann. Mit dabei ist auch der Neurologe, der den Patienten gut kennt und den neurochirurgischen Operateur berät. Da das Gehirn für den Patienten schmerzfrei ist, kann er unbeeinträchtigt seine Angaben zu seiner Beweglichkeit machen. Dadurch können die Bewegungen sehr genau und individuell verbessert werden und die Sonde exakt platziert werden.

Dann wird der impulsgebende Generator (der »Schrittmacher« im wahrsten Sinne des Wortes) unter die Haut beim Schlüsselbein implantiert, die Kabel verlaufen ebenfalls unter der Haut. Im zunächst stationären Rahmen kümmern sich dann die Neurologen um die Anpassung des Stimulators und um die gesamte Nachsorge. Ich bewundere diese neurochirurgischen und neurologischen Kollegen und bin voller Dankbarkeit. Inzwischen habe ich mich für die Anlage der tiefen Hirnsonde entschlossen und lasse den Eingriff jetzt bald vornehmen. Nach einer Woche Aufenthalt in der Elena-Klinik Kassel mit Kernspinaufnahmen des Kopfes und psychologischen Testuntersuchungen stand fest, dass ich für die Hirnsonde geeignet bin.

Je jünger, je geistig klarer der Patient ist, umso besser sind die Voraussetzungen zum Gelingen der Maßnahmen. Ich hätte eigentlich gute Voraussetzungen, bin »erst« 65 Jahre alt und weitgehend orientiert und kooperativ. Außerdem habe ich inzwischen schon manches Mal recht heftige Off-Zustände mit Schmerzen, die auch im Durchschnitt länger andauern.

Ich weiß noch nicht, wie gut ich die stundenlange Fixation des Kopfes aushalte. Aber auch diese Zeit wird schließlich vorbei sein und ich werde sagen können. »Jetzt habe ich es hinter mit!« – Ich gebe mich vertrauensvoll der Kunst der Neurochirurgen hin.

Alltagskompetenz fördern und erhalten

Möglichst eigenständig den Alltag zu bewältigen, Einschränkungen entgegenzuwirken und die Lebensqualität zu erhalten, das sind einige der Ziele ergänzender Therapien.

Stationär wurde ich häufig in einer Klinik behandelt, mit der ich immer sehr zufrieden war. Die Gebäude liegen reizvoll am Stadtrand von Kassel, auf Höhe des Habichtswaldes, nicht allzu weit vom Herkules entfernt. Die Elena-Klinik, eine Fachklinik für Morbus Parkinson, Bewegungsstörungen und Restless Legs, ist mir wirklich lieb geworden. Die Klinik trägt ihren Namen nach der italienischen Königin Elena, unter deren Schirmherrschaft sie erbaut wurde.

Ich fühle mich dort immer gut aufgehoben. Neben der medizinischen Abteilung arbeiten auch die Vertreter der anderen Therapiebereiche: Psychologie, Logopädie, Krankengymnastik, Ergotherapie (Beschäftigungstherapie), Physiotherapie, physikalische Therapie, Massagen und nicht zuletzt die Krankenpflege sehr professionell und einfühlsam. Erfreulicherweise gibt es darüber hinaus noch Gruppenangebote für Singen, Tanzen, Nordic Walking sowie die Krankenhausseelsorge. Man wird in sehr vielen Bereichen gefordert und gefördert.

Wie ich zur Malerei kam

In der Ergotherapie der Elena-Klinik habe ich ein neues Hobby gefunden, das mir sehr viel Freude bereitet. Bei meinem zweiten Aufenthalt dort vor 9 Jahren habe ich an einem Malkurs teilgenommen, der im Rahmen der Ergotherapie angeboten wurde. Seit meiner Schulzeit hatte ich kein einziges Bild mehr gemalt, es war also Neuland für mich.

Bei herrlichem Maiwetter, alles grünte und blühte um uns herum, begann der Malkurs. Die Wälder unterhalb des Herkules zeigten alle denkbaren Grüntöne. Es bot sich an, diese Frühlingspracht in einem Landschaftsbild mit Aquarellfarben darzustellen. Nach der ersten Stunde war ich mit meinem halbfertigen Bild noch gar nicht zufrieden. Ich fragte die Kursleiterin und erhielt wertvolle Tipps, das Bild zu verbessern. Allmählich verstand ich ein wenig von dem, worauf es beim Aquarellmalen ankommt. Von der Leiterin der Ergotherapie bekam ich eine motivierende Anerkennung.

Auch meine Frau motivierte mich mit ihrem Lob, sodass ich mich weiter mit der Malerei beschäftigte. Ich besuchte Volkshochschulkurse für Aquarell- und Acrylmalerei. Daraus entwickelte sich immer mehr eine besondere Vorliebe für Landschaftsbilder mit hellen, bunten und freundlichen Motiven.

Ich bin der Elena-Klinik und ihrer Ergotherapie sehr dankbar für diese Bereicherung meines Lebens. Eine Ausstellung meiner Bilder im Rathaus Langenhagen fand im Januar 2013 überraschend großen Zuspruch. Mit dieser Beachtung meiner »Werke« hatte ich nicht gerechnet. Das Ganze war für mich ein großartiges Erlebnis und ein voller Erfolg. Auf seine Weise hat also der Lebensabschnittsgefährte Parkinson zur Entdeckung meiner Malerei beigetragen. Ohne Parkinson hätte ich dieses Hobby nicht für mich entdeckt.

Ergotherapie im Wandel

Die Ergotherapie von heute ist nicht mehr mit der Beschäftigungstherapie von früher vergleichbar. Heutzutage geht die Ergotherapie viel mehr auf alltägliche Bedürfnisse ein, holt den Patienten ganz individuell dort ab, wo er steht, und versucht, ihn für seinen Alltag fit zu machen. Ziel der Ergotherapie ist es, unsere Selbstständigkeit und Alltagskompetenz zu erhöhen bzw. zu erhalten und mehr Lebensfreude zu ermöglichen. Die angewandten Methoden und Übungen sind sehr heterogen und durchdacht. Meine Feinmotorik ist durch das Malen auch nicht gerade schlechter geworden. Die Bilder zu rahmen und aufzuhängen und andere begleitende Verrichtungen haben einen zusätzlichen Übungseffekt.

Das große Spektrum der Möglichkeiten der Ergotherapie geht von künstlerischer Gestaltung über Kochgruppen mit Einkaufen, Übungen zur Feinmotorik, zur Alltagsbewältigung, Erkunden von Hilfsangeboten, zu Spielen, Freizeitgruppen mit Themen nach Wunsch und vieles andere mehr. Die Ergotherapie kann uns im Prinzip immer begleiten und neue Wege auftun. Ergotherapie bedeutet aber auch intensives Training der Feinmotorik. Trotz meiner Malerei habe ich das Zuknöpfen von Hemden oder insgesamt das Anziehen von Kleidungsstücken nicht so gut »im Griff«. Allerdings übt man diese Bewegungsabläufe gewissermaßen zwangsläufig jeden Tag. Bei Physiothera-

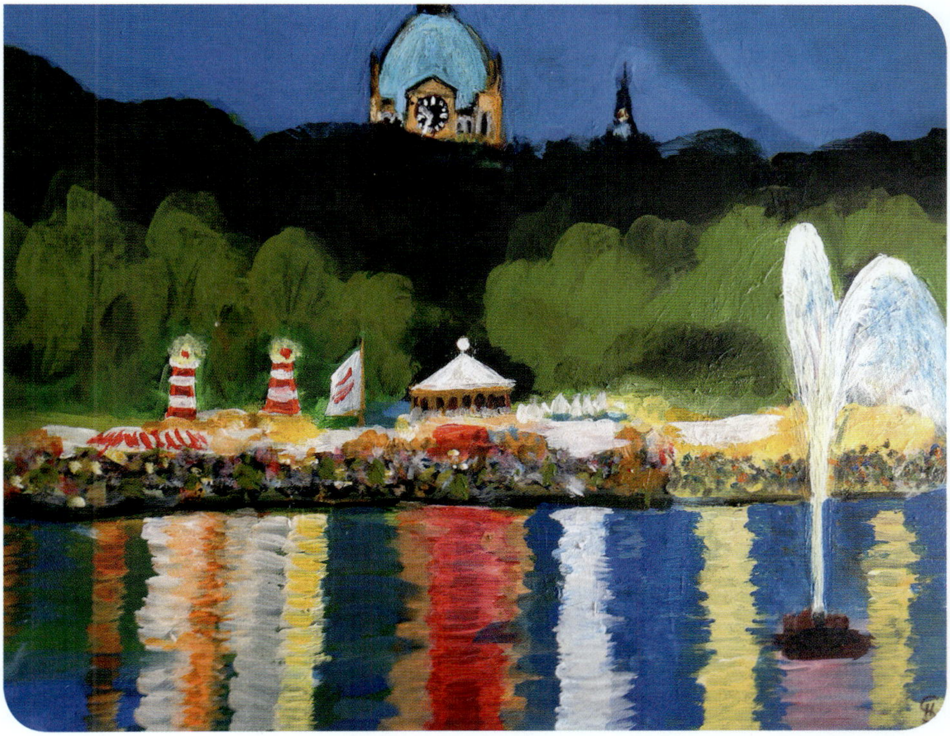

Es brauchte viele Übungsbilder, bis ein Werk gelang, das dem kritischen Blick standhält. Dieses ist so eins: Maschseefest.

pie oder Logopädie muss ich ein tagtägliches Erinnerungssystem haben, sonst laufe ich Gefahr, die Termine häufig zu vergessen. Die Ergotherapie drängt sich bei mir schon eher auf, nicht nur durch die Malerei.

Die Hauptaufgabe der Ergotherapie ist die Verbesserung der Feinmotorik und der typischen und wichtigsten Bewegungsabläufe im Alltag. Die Ergotherapie trägt dazu bei, so lange wie möglich selbstständig zu bleiben. Der Gebrauch von Hilfsgeräten oder -Instrumenten wird eingeübt, angefangen bei der Körperpflege und dem Ankleiden über Essen, Haushalt, Freizeit (Malen, Basteln) zu Wünschen und den Bedürfnissen des einzelnen Patienten.

Im Rhythmus und bei Stimme bleiben

Tanztherapie würde man wahrscheinlich auch mit zur Ergotherapie zählen. In der Elena-Klinik in Kassel findet einmal in der Woche ein Tanzabend statt. Ich habe daran 2-mal teilgenommen und dabei feststellen müssen, dass ich zu einem Wiener Walzer nicht mehr in der Lage bin. Aber beim zweiten Tanzabend habe ich mit einer sehr netten Dame meines Alters einen verhaltenen langsamen Walzer getanzt. Die wunderschöne Oldie-Melodie (»Falling in love with you«) sang ich mit. Das Lob von meiner Tanzpartnerin für das Tanzen war höchstwahrscheinlich als Akt der Höflichkeit aufzufassen. Jedenfalls habe ich mit meinem Singen von meinem recht unsicheren Tanzen etwas ablenken können. Meine Logopädin hätte zumindest ihre Freude an der Lautstärke meines Gesanges gehabt. Diese Diskrepanz zwischen meinem Tanzen und Singen war schon vor fast 50 Jahren den Mädchen in meiner Tanzschule in Uelzen aufgefallen.

Im zarten Alter von 16, 17 Jahren bekam jeder Junge von den Mädchen auf dem Abschlussball einen Vierzeiler über sich zu hören.

Diese »Abschlussbeurteilung« habe ich nicht vergessen:

Der Schröder ist ein Hampelmann,
der nicht besonders tanzen kann,
doch kann er singen wie ein Star,
drum finden wir ihn wunderbar!

Damit fühlte ich mich zutreffend charakterisiert und das hat sich bis zum heutigen Tag bewahrheitet. Die ebenfalls wöchentlich in der Elena-Klinik stattfindende Singgruppe habe ich wesentlich häufiger besucht. Singen liegt mir also mehr, aber Tanzen ist ganz sicher ein wunderbares Therapieangebot. Kürzlich las ich einen Bericht über den Aufbau einer Parkinson-Tanzgruppe in der Schön-Klinik in München. Tanzen passt sehr gut in das BIG-Konzept der Physiotherapie, mit dem die beiden Leiterinnen der Tanzgruppen Susanne Tuschkan und Hildegard Wansorra arbeiten, mehr dazu im Kapitel »BIG ist großartig« (Seite 82). Tanzen scheint bei Morbus Parkinson zunächst ausgeschlossen zu sein. Wenn man aber im Sinne von BIG denkt, sagt man zu sich selbst: Sei wagemutig, fordere jemanden auf und tanze. Sollten Sie Ihrer Tanzpartnerin auf die Füße treten, wird diese sich schon revanchieren! Im Ernst: Man tanzt hier mit anderen Parkinson-Patienten, die genau wie Sie auch wackelig und unsicher auf den Beinen sind und auch Fehler machen. Wir sind unter uns und können uns nicht blamieren. Wir können uns gegenseitig festhalten! In den USA gibt es schon seit mehr als 10 Jahren »Dance for Parkinson«. Also los, geben Sie sich einen Ruck und nehmen Sie an Tanzgruppen teil. So mancher Tanzmuffel stellt dann vielleicht fest, dass er doch mehr Spaß daran hat, als er bisher dachte. Wenn es Ihnen mit dem Tanzen wie mir geht und Sie schon immer 2 linke Füße hatten, ist das Singen vielleicht besser geeignet.

Auch mit meiner Frau habe ich, obwohl wir ansonsten sehr gut harmonieren, nie wirklich gut zusammen tanzen können. Mit Tanz hätte ich niemals ihr Herz erobert. Als wir unser erstes gemeinsames Weihnachtsfest in der Klinik Langenhagen feierten, wo wir ja beide arbeiteten, gab ich mir besondere Mühe, »Oh, du fröhliche ...« und andere Weihnachtlieder mitzusingen.

Tamara

Sein Gesang hat mich betört

» *Es war die erste gemeinsame Feier und wir kannten uns noch nicht so gut. Mir gefiel »Herr Dr. Schröder« aber schon sehr. Er war als Arzt in der Klinik allseits beliebt, bei den Patienten, bei den Kollegen und auch im Sekretariat. Wir haben immer gern seine Arztbriefe geschrieben, weil er so schön laut und deutlich diktieren konnte. Meine Zwillingsschwester und ich arbeiteten zusammen im ärztlichen Sekretariat. Zum Mittagessen gingen wir immer gemeinsam. Häufig holte Dr. Schröder uns ab. Er war humorvoll und hat uns immer gut unterhalten.*

Als bei der Weihnachtsfeier die ersten Lieder erklangen, sang Helmut so laut, aber auch so schön, dass wir ganz begeistert waren und alle zu ihm hinüberschauten. Ich war richtig ein bisschen stolz auf ihn, obwohl wir zu diesem Zeitpunkt ja noch nicht zusammen waren. Vielleicht hat es auch den Ausschlag gegeben, dass Helmut auf der anschließenden privaten Feier im Holiday Inn »gute Karten« bei mir hatte. Dort tanzten wir ausgelassen (gut, tanzen ist wirklich nicht seine Begabung), und wir kamen uns dabei das erste Mal näher bei langsamen Tänzen. Schön war, dass er auch während des Tanzens die Melodien in mein Ohr hauchte, und ich war schon ein bisschen verliebt. Und, was soll ich Ihnen sagen? Am Ende verabschiedeten wir uns mit einem ersten Kuss. «

Physiotherapie ist unverzichtbar

Physiotherapie (Krankengymnastik) ist eine der Grundsäulen der nicht medikamentösen Behandlung der Parkinson-Krankheit. In den letzten Jahren hat es offensichtlich bedeutsame Weiterentwicklungen in der Krankengymnastik gegeben. Den Patienten werden häufiger unmittelbar im Alltag anwendbare Programme an die Hand gegeben, die über das körperliche Training hinaus auch Mut machen zur Bewältigung des Alltags und das Selbstvertrauen stärken.

BIG ist großartig

Eine der neuen Methoden, die ich schätzen gelernt habe, ist das BIG-Programm, eine empfehlenswerte neuere Trainingsmethode mit einigen positiven suggestiven Zusatzeffekten. Das englische Wort Big heißt groß, aber hier bedeutet es eher »großartig« oder »großzügig« im symbolischen Sinne. Es fördert nicht nur die Bewegung, sondern auch unsere Vorstellungen von Bewegungen und unser Denken über Bewegungsabläufe.

Wir Parkinson-Patienten machen in typischer Weise Bewegungen, natürlich besonders in Off-Zuständen, die zu klein, zu kurz, zu gehemmt und zu unsicher sind. Diese Hypokinese (Unterbeweglichkeit) ist eine typische Hauptsymptomatik unserer Erkrankung. In unserem sogenannten Körperschema, das ist unser inneres Körperbild, nämlich die Summe aller körperlichen Fähigkeiten, die unser »innerer Sportlehrer« und »innerer Beifallspender« wahrnehmen und kommentieren, ist leider nach mehreren Jahren Parkinson ein zu negatives Bild verfestigt. Wir trauen uns zu wenig zu, vor allem große Bewegungen mit weit ausholenden Armbewegungen und langen Schritten können wir uns fast schon nicht mehr richtig vorstellen. Alle Bewegungen müssen größer werden.

Die Reichweite der Arm- und Handbewegungen, die Schrittgröße und alle sonstigen Bewegungen der Beine und Füße werden im BIG-Programm möglichst groß und schwungvoll ausgeführt. Die Übungen sollen mit möglichst viel Selbstbewusstsein und auch etwas »übertrieben« vorgetragen werden. Alle Gelenke sind so weit wie möglich gestreckt und die Extremitäten sind dabei maximal gedehnt. Zusammengefasst kann man sagen, dass gestreckte Gelenke, gedehnte Muskeln und überbetonte Bewegungen im Vordergrund stehen. Dazu gehört eine grundsätzliche innere Vorstellung, die Mut machen soll, etwas zu schaffen, was sonst nicht für möglich gehalten wurde. Man findet den für sich besten Rhythmus der Bewegung heraus und lernt, sich über die Ängste hinwegzusetzen, ohne sie zu ignorieren. Man spricht mit dem Therapeuten über die Ängste und macht sie sich bewusster. Mir selbst ging es so, dass ich das freihändige und barfüßige Stehen auf einer weichen Schaumstoffmatte als sehr verunsichernd erlebte und glaubte, ich könnte stürzen.

Seit einer Bootstour habe ich Angst vor wackeligem Untergrund

Als ich in mich hineinhorchte, woher – vielleicht auch unterbewusst – diese Ängste kamen, fiel mir ein Erlebnis aus meiner Kindheit ein: Ich war mit meinen Eltern als 8-Jähriger mit einem Ruderboot auf der Ostsee in der Eckernförder Bucht unterwegs. Es wurde stürmischer,

Physiotherapie bei Parkinson

Die Krankengymnastik bei Parkinson dient dazu, die körperliche Aktivität zu erhalten und zu fördern. Hier einige Beispiele:

- Aerobic verbessert die Ausdauer.
- Mit Laufbandtraining lassen sich die Laufgeschwindigkeit und Haltungsstabilität fördern.
- Mit Krafttraining lässt sich gezielt die Muskelkraft stärken.
- Tai-Chi und Qigong trainieren Balance und verbessern den Gang.

BIG-Training, bei dem wiederholte weit ausholende Bewegungen ausgeführt werden, wirkt sich positiv auf die motorischen Einschränkungen aus. Der Therapeut gibt dazu beständig Rückmeldungen und ermutigt den Übenden, sein volles Bewegungspotenzial wiederzuerlangen und auch im Alltag bewusst einzusetzen. Die Schritte werden größer, die Gehgeschwindigkeit nimmt zu und auch die Bewegung der Arme verbessert sich. Die Trainingsmethode wird in verschiedenen auf Parkinson-spezialisierten Einrichtungen und auch in ambulanten Praxen angeboten.

die Wellen wuchsen und der Wind trieb unser kleines Boot aufs Meer hinaus. Meine Eltern ruderten nach Kräften. Gott sei Dank sahen wir die ganze Zeit den Eckernförder Kirchturm und wussten so, wo es hingehen sollte. Wir kamen auch heil zurück; doch für mich war es eine bedrohliche Situation gewesen. Der wackelige Untergrund eines Bootes oder kleinen Schiffes war seitdem für mich angstbesetzt. Ich glaube, ich bin seit dieser Zeit nie mehr mit kleinen Schiffen oder Booten gefahren. Die wackelige Unterlage bei der Krankengymnastik hat mich unmittelbar an dieses Erlebnis erinnert.

Auf diese und ähnliche Weise können Ängste vor Bewegungsabläufen auch tiefenpsychologisch angegangen werden. Mit jeder Bewegung sollen Mut und eine Portion Sicherheit trainiert werden. Selbstverständlich ist es erforderlich, die Hauptübungen zuhause fortzusetzen. Dafür gibt es einen übersichtlichen Bogen, auf dem die 8 wichtigsten Übungen dargestellt sind. Ich selbst muss mich dauernd heftig daran erinnern, weil ich aus unerklärlichen Gründen vergesse, die Übungen regelmäßig durchzuführen. Aber ich habe jetzt ein Erinnerungssystem, nämlich meine Frau, die mich daran erinnert und wir machen jetzt gemeinsam die Übungen. Für den Anfänger wirken diese Übungen oft überfordernd. Es wäre nicht ratsam, gleich in eine fortgeschrittene Gruppe zu gehen. Am besten wäre es, im Einzelkontakt diese Methode zu erlernen oder in einer Einsteiger-Gruppe. Auch sonst kann sich die Krankengymnastik für Parkinson-Patienten in einem Spektrum zwischen Unterforderung und Überforderung bewegen. Man muss schon den eigenen Weg finden oder sich beraten lassen.

Logopädie: laut und deutlich sprechen

In typischer Weise sprechen wir Parkinson-Patienten häufig zu leise und undeutlich und merken es oft selbst nicht. Indirekt nehmen wir allerdings wahr, dass man uns manchmal nicht antwortet oder dass wir nicht zu Wort kommen. Die Menschen der Umgebung nehmen jemanden, der leise und undeutlich spricht, häufig nicht so wahr wie andere Gesprächsteilnehmer.

Aus meiner Sicht komme ich beispielsweise in bestimmten Gesprächskreisen gar nicht zu Wort. Das sind vor allem manche Gruppen, in denen Frauen überwiegen, die ihrerseits unter Druck stehen und erst einmal etwas loswerden müssen. Wenn es anfängt, mich zu ärgern, muss ich ganz besonnen vorgehen. Es bringt nichts, plötzlich laut dazwischenzuschreien: Alle würden mich anschauen und fragen: „Was ist denn mit dir los?« Ich warte einen günstigen Moment ab, wenn z.B. jemand ausgesprochen hat, und stelle dann mit vernehmbarer Stimme eine Frage, die möglichst viele interessieren dürfte. Schon bin ich im Gespräch, weil auch mir Fragen gestellt werden. Es fällt dann gar nicht unbedingt auf, dass ich an Parkinson leide.

In der Logopädie wird das laute und deutliche Sprechen geübt, aber auch die Selbstwahrnehmung des eigenen Sprechens. Die Muskulatur des Kehlkopfes und des Zungen-Schlund-Bereiches ist ähnlich extrapyramidal (unwillkürlich) gestört wie die übrigen Bewegungen des Körpers.

Wenn man z.B. im Off-Zustand einfach losgeht, ohne darüber nachzudenken, merkt man erst das wahre Ausmaß der aktuellen Bewegungsstörung. Genauso ist es beim Sprechen: Man spricht drauflos ohne Rücksicht darauf, ob man verstanden wird oder nicht. Man erhält keine Antwort, da einen keiner verstehen konnte. Es geht nicht anders: Man muss dann noch einmal von vorn anfangen und alles laut und langsam wiederholen. Man darf nicht einfach drauflos sprechen, sondern man muss sich auf das Sprechen konzentrieren. Dazu sollte man sich einen richtigen »Sprechrhythmus« geben. Da wir nicht einschätzen können, wie leise wir sprechen, versuchen wir, um es richtig zu machen, möglichst laut zu sprechen. Das kann dazu führen, dass wir manchmal zu laut sind, aber meine Regel lautet: Lieber 10-mal viel zu laut als einmal viel zu leise. Zu laut ist gar nicht schlimm.

Tamara

Ich spreche jetzt nicht mehr für ihn

» *Früher habe ich oft die Antworten für Helmut gegeben, wenn er etwas gefragt wurde. Ich dachte, dass ich ihn damit »entlaste« und er sich sogar darüber freut, wenn seine »Assistentin« für ihn antwortet. Natürlich ist es auch eine Temperamentsache, ich rede allgemein etwas zu viel! (Ach, du Schreck!) Aber dadurch ist er in der Gesprächsrunde immer stiller geworden und hat oft nur noch zugehört. Wir haben es irgendwann selbst gemerkt, wurden aber auch durch andere darauf aufmerksam gemacht, dass ich viel mehr erzähle als Helmut und ihm oft die Antworten abnehme. Das habe ich mir zu Herzen genommen. Wenn er jetzt etwas gefragt wird, schaue ich ihn extra interessiert an, lenke die Aufmerksamkeit auf ihn und alle warten dann auf seine Antwort. Dadurch ist er wieder besser integriert und die Gesprächsrunden machen ihm wieder mehr Spaß.*

Wir haben noch ein weiteres kleines Sprachproblem. Helmut spricht mich nämlich ganz gern mal von einem Zimmer an, in dem ich mich gar nicht aufhalte. Er ist z. B. im Arbeitszimmer und ich bin im Wohnzimmer. Dann höre ich nur eine leise Nuschelei, was mich ein bisschen ärgert, weil ich nun zu ihm gehen muss, um ihn zu fragen, was er möchte. Wir haben uns über diese Situation verständigt und er gibt sich wirklich große Mühe, dass es nicht mehr so häufig vorkommt. Und damit kommen wir jetzt beide gut zurecht. Außerdem ist es ja auch nur ein kleines Problem, worüber man sich eigentlich gar nicht ärgern sollte! Das sage ich mir jedenfalls oft und versuche, locker zu bleiben! Gelingt bloß nicht immer! «

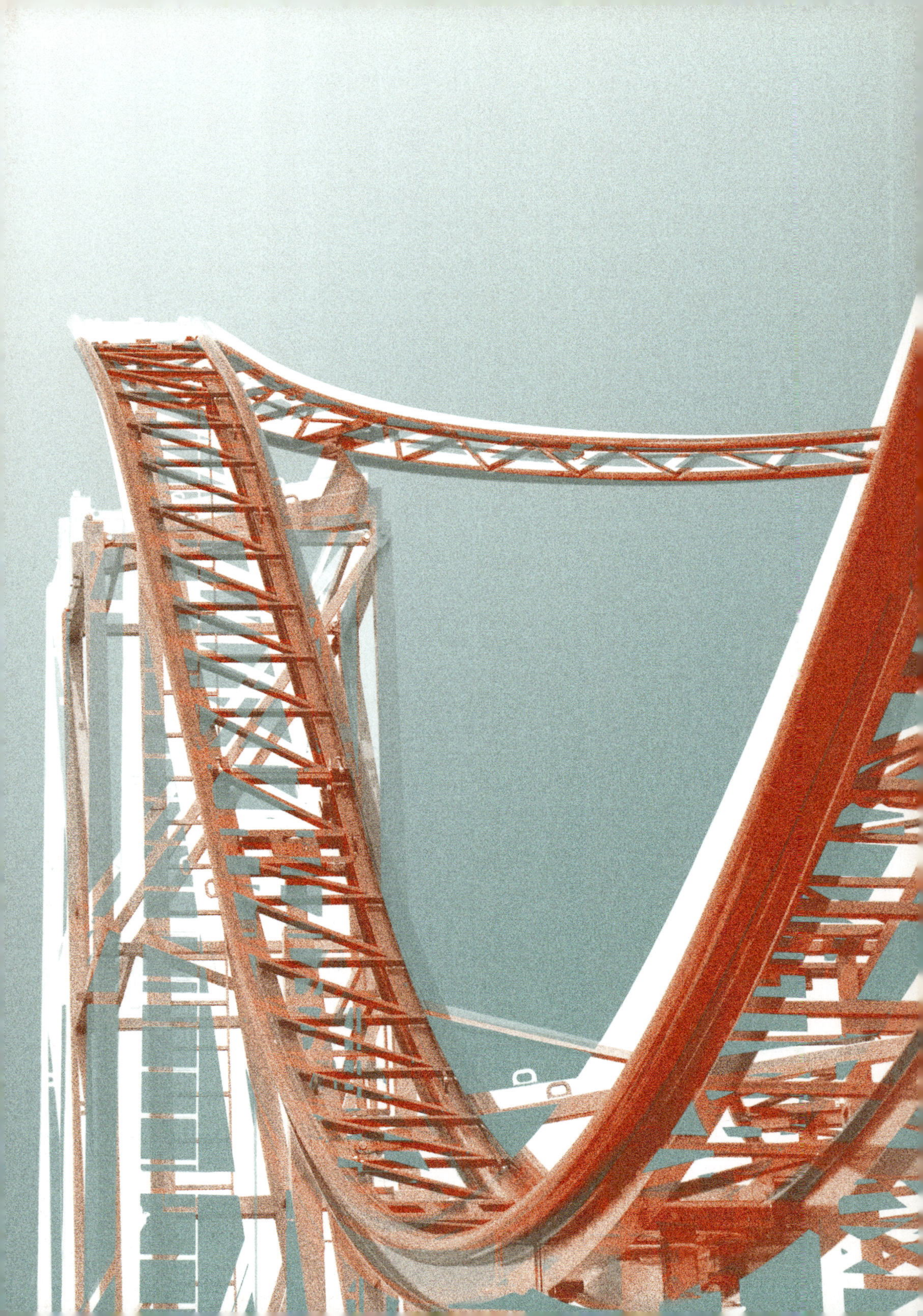

Mit Parkinson leben

Einige Abschiede sind erforderlich, doch vieles – z. B. Rad fahren, tanzen, spielen, reisen – kann man auch mit Parkinson. Es ist mehr möglich, als Sie denken.

Anleitung zum Glücklichsein

Parkinson werden Sie nicht wieder los. Doch es liegt in Ihrer Hand, ob Sie sich von ihm Ihr Leben vermiesen lassen oder ob Sie die neue Situation annehmen und das Beste draus machen.

Paul Watzlawick gehört als namhafter amerikanischer Psychotherapeut zu den Vertretern der systemischen Psychotherapie. Vor mehr als 20 Jahren erschien sein sehr bekannt gewordenes Buch: »Eine Anleitung zum Unglücklichsein.« In diesem pfiffigen Werk mit Kultstatus gibt er »Empfehlungen zum Unglücklichsein«, weil er damit auf paradoxe Weise depressiven Patienten helfen will. Man nennt dieses Vorgehen auch »Symptomverschreibung«. Das bedeutet, dass die Patienten sich depressive Gedanken machen sollen, die dazu führen, dass der einzelne Patient plötzlich denkt: »Das ist mir alles zu dumm«, oder »Das mache ich nicht mehr mit«. Der Betroffene kommt dadurch zu Lösungen für sich selbst und kann seine eigene seelische Struktur besser durchschauen. Das kann in der Tat hilfreich und heilsam sein. Dem Patienten wird gewissermaßen ein Spiegel vorgehalten.

Der Mann mit dem Hammer

Watzlawicks Paradebeispiel dafür ist ein Mann, der sich vom Nachbarn einen Hammer leihen will. Dieser macht sich schon vorher zu viele Gedanken darüber, was alles Negatives dabei herauskommen kann: Vielleicht fühlt sich der Nachbar gestört, hat keine Zeit oder verleiht grundsätzlich nicht gern Gegenstände? Unser Patient steigert sich zunehmend in negative Befürchtungen hinein, die darauf hinauslaufen, dass der Nachbar nach seinem Empfinden ein ganz unfreundlicher Zeitgenosse sein muss. Als er an der

Haustür geklingelt hat und der Nachbar die Tür öffnet, ruft unser Mann: »Behalten Sie doch Ihren Hammer, Sie Rüpel!« Daran wird deutlich, dass depressive Sichtweisen und negative Konzepte nicht funktionieren können und untauglich sind zur Bewältigung von Alltagsproblemen.

Das innere Bild, das unser Patient sich in depressiver Stimmungslage von diesem Nachbarn gemacht hat, ist angstbesetzt und eingeengt. Vielleicht ist dieser sogar ein sehr freundlicher Mensch, was jedoch unser Patient gar nicht mehr mitbekommen kann. Er gibt sich dazu keine Chance, engt sich ein, legt sich fest. Die Depression bietet anscheinend keine Möglichkeit mehr zur Lösung der Situation, keine Aussicht auf Besserung der Stimmung.

Der dänische Theologe Kierkegaard beschrieb das menschliche Ringen um den Glauben als Suche nach mehr Möglichkeit. Das kann sowohl theologisch als auch philosophisch aufgefasst werden. Auch der Parkinson-Patient kann für sich mehr Möglichkeiten finden, die ihn glücklich machen. Die Einstellung zum Glück ist entscheidend, wie etwa mit weniger zufrieden sein zu können.

Wer an die Entfaltung seiner Möglichkeiten glaubt, kann nicht depressiv sein. Auch wenn die ernsthafte Seite im Vordergrund steht, müssen wir über diese Geschichte des Mannes mit dem Hammer lachen: Wir ertappen uns manchmal selbst dabei, uns etwas zu vermiesen oder negative Vorurteile zu übernehmen. Viele Theaterstücke, Sketche oder Parodien bringen uns auf diese oder ähnliche Weise zum Lachen. Der große Loriot war ein Meister derartiger humoristischer Darstellungsweisen.

Neue Wege suchen

In diesem Kapitel soll versucht werden, Zuversicht und Fähigkeiten zur Bewältigung aufzuspüren, Lebensfreude zu finden, neue Wege zu prüfen. Anlässe zum Unglücklichsein haben wir mehr als genug, da benötigen wir keine Hilfe und keine Tipps. Aber zum Glücklichsein kann man durchaus Tipps und Anregungen gebrauchen!

Wenn ich manchmal notgedrungen allein bin, kann ich selbstverständlich z. B. fernsehen oder lesen oder sonst etwas machen, was mir die Zeit am besten vertreibt. Wenn wir im Alleinsein darüber nachdenken, was gut für uns ist, entfaltet sich langsam eine immer größere Fantasie. Erstaunt nehmen wir zur Kenntnis, dass wir manche Bereiche unseres Lebens bisher kaum oder gar nicht angeschaut oder entdeckt haben. – Das Spektrum der Freuden ist riesig!

Die Fähigkeit zur Freude kultivieren

Das Unterbewusstsein hält einen riesigen »Freudenschatz« bereit. Die schweizeri-

Zum Unterbewusstsein vordringen

Unser innerer Reichtum schlummert zum Teil im Unterbewusstsein, kann aber bewusst gemacht werden kann. (Nur was als Unbewusstes bezeichnet wird, ist nicht verfügbar). Nach Siegmund Freud ist der Hauptweg zum Unterbewusstsein der Traum und die Traumdeutung. Heutzutage weiß man, dass wir über die Träume hinaus durch Erlebnisse in tiefer Trance, wie in der Heilhypnose oder im vertieften Autogenen Training oder in Meditationssitzungen (auch mit anderem kulturellen Hintergrund) Zugang zum Unterbewusstsein haben.

sche Psychotherapeutin Verena Kast geht in ihren Büchern auf die menschliche Fähigkeit zur Freude ein. Sie empfiehlt Medizinern und Psychologen, nicht zu großen Wert auf eine problem- oder konfliktorientierte Anamnese zu legen, sondern vielmehr eine Freudenbiografie des Patienten zu beschreiben. Es soll vermehrt darauf ankommen, die Fähigkeit zur Freude zu aktivieren. Dieses Vorgehen ist eine bessere Voraussetzung für ein Gelingen einer Psychotherapie als nur in Problemen zu verharren.

In der Schatzkammer der Freuden kann man im Grunde genommen alles finden: schöne Erinnerungen an angenehme und erlebnisreiche Phasen des Lebens, an Reisen, Verliebtsein, Naturerlebnisse. Bei vielen Menschen gehören Musik, Humor, Glaubensfragen oder philosophische Fragen zum Freudenschatz. Vielleicht geht es auch um Hobbys, die noch nicht entdeckt wurden, Spiele, die lustig, verblüffend oder knifflig sind, und vieles andere mehr. Erkunden Sie Ihre persönliche Schatzkammer der Freude. Wann jubiliert Ihr Herz? Je öfter Sie sich in dieser Schatzkammer aufhalten, desto mehr Entdeckungen werden Sie machen.

Wer Langeweile spürt und sich sehr schnell unglücklich und frustriert fühlt und oberflächliche »Lückenbüßer« zur Unterhaltung« einsetzt, entdeckt möglicherweise nie seine inneren Schätze. Erst das Durchstehen der »langen Weile« erzieht uns, geistige Dimensionen und neue Ideen und damit neues Glück zu finden.

Hans im Glück

Das Märchen von Hans im Glück bietet nach meiner Auffassung mehrere Möglichkeiten der Auslegung. Die mich am meisten ansprechende Interpretation ist, dass Hans das Schrumpfen seines Besitzes durch mehrfache ungünstige Tauschaktionen nicht als Nachteil empfindet, weil es eigentlich auch gar kein Nachteil sein muss. Hans im Glück scheint mit dem, was er hat, glücklich zu sein.

Die gegensätzliche Sichtweise, Hans im Glück als einen Dummkopf anzusehen, der durch seine Fehlaktionen einen vorübergehenden Reichtum stufenweise verschenkt, gefällt mir nicht so gut. Das Märchen müsste dann eigentlich »Hans im Pech« oder »Der dumme Hans lässt sich ausnutzen« heißen. Das wäre nicht die Kernaussage der Geschichte.

Das Märchen stellt vielmehr die Frage: Was ist eigentlich Glück? Ist es ein fortwährender Besitz oder ist es nicht an Besitz gebunden? Auch wenn Hans durch klugen Umtausch ein reicher Mann geworden wäre, wäre er dadurch nicht unbedingt glücklicher geworden. Er nimmt die Armut hin und scheint trotzdem glücklich zu sein. Hans hat eine andere Einstellung zum Glück, er kann auf Vordergründiges verzichten.

Abschied nehmen von verlorenen Fähigkeiten

Wir Parkinson-Patienten befinden uns in gewisser Hinsicht in der Rolle des Hans im Glück. Wir müssen uns in vielen kleinen Stufen von immer mehr von dem, was das Leben uns bietet, verabschieden. Es sind teilweise notwendige und schwerere Abschiede, z. B. wenn man nicht mehr Autofahren kann, zum Teil aber auch Abschiede, die vielleicht nicht ganz so schwer fallen. Ich habe mich z. B. vom Tennisspielen, ähnlich wie oben beim Skifahren beschrieben, leichten Herzens verabschieden können. Selbstverständlich müssen wir nicht nur durch die Parkinson-Krankheit, sondern auch durch andere gesundheitliche Einbußen manche Hobbys oder Beschäftigungen aufgeben.

Wenn sich eine Tür schließt, öffnet sich eine andere

Wer auf etwas verzichtet, gibt zwar bewusst etwas auf, macht aber den Platz frei für andere, noch nicht voraussagbare Vorteile. Wenn man auf etwas verzichten muss und dadurch anderen, vielleicht nahestehenden Menschen näher kommt und mehr Zeit für sie hat, freuen sich alle. Wenn ich eine Einladung ganz absagen muss, ist die Sache klar. Aber es gibt auch Kompromisswege:

Wenn ich z. B. in einen größeren Kreis netter Menschen eingeladen werde, aber das Gefühl habe, dass es mir zu viel wird, muss ich leider absagen. Es tut mir dann zwar leid, aber ich weiß, dass es mir an diesem Abend besser geht, wenn ich zu Hause bleibe. Wenn viel geredet wird auf solchen Festen und ich oft angesprochen werde, wäre dies ein zu großer Stress für mich. Es gibt aber auch Kompromisse, die sinnvoll und für mich machbar sein können.

Sehr gerne würde ich z. B. auf dem Geburtstag eines mir wichtigen Menschen für eine begrenzte Zeit dabei sein. So war es kürzlich beim Geburtstag meines Bruders Roland. Hier konnte ich eine Vielzahl von Verwandten und Freunden wiedersehen. Früher wäre ich vielleicht 6 Stunden dort geblieben, jetzt waren es nur 3 Stunden. In diesen 3 Stunden habe ich mich aber umso gezielter und bewusster mit einigen Anwesenden unterhalten können. Man sollte den Gastgeber vorher informieren, dass man nur als »Versuch« kommt und vielleicht früher gehen muss. Außerdem wäre es mir unangenehm, Gäste, die mich noch nicht so gut kennen, mit meinem Off-Zustand zu konfrontieren.

Gehen, wenn es am schönsten ist

Die alte Redensart »Wenn es am schönsten ist, soll man gehen« hat für mich einen neuen Sinn bekommen. Wann es am schönsten ist, kann ich nur selbst sagen. Dann beginne ich langsam, mich herzlich zu verabschieden und muss mich nicht im Off mit Trippelschritten »davonstehlen«.

Ein anderes Beispiel aus der jüngeren Vergangenheit: Neulich war ich in Hannover in einer modernen Musicalvorstellung über ein hannoversches Thema. Obwohl ich im Off war, habe ich mich über die witzigen Szenen und Gesänge gefreut. Als ich in der Pause nach Hause fahren musste, weil es nicht mehr ging, habe ich mir gesagt: »Das Wesentliche hast du schon erlebt.« Ich war glücklich, das »halbe Stück« gesehen und gehört zu haben und habe mich nicht darüber geärgert, dass ich die zweite Hälfte nicht mitbekommen habe. Ich fuhr glücklich nach Hause, obwohl ich weniger davon hatte, als vorher angenommen und empfand alles wie »Hans im Glück«.

Wenn man seinen positiven inneren Berater befragt, kann man auch viele weniger bedeutsame Situationen des Alltags mit Glück und Lebensfreude verbinden.

Kleines Glück und Off-Management

Auch ganz kleine Erlebnisse des Alltags, die einem sonst nahezu bedeutungslos erscheinen würden, tragen zur Lebensfreude bei. Dazu gehört auch, dass wir im Off nicht ohnmächtig sind, weil wir immer mehr davon profitieren, uns richtig auf die unerfreulichen Zustände des Offs vorzubereiten.

Die Operettenweisheit »Glücklich ist, wer vergisst, was doch nicht zu ändern ist« wandele ich ab: »Glücklich ist, wer nicht vergisst, was vorher noch zu ändern ist.« So können wir uns dann freuen, wenn wir vor dem Off an alles Wichtige gedacht haben. Nehmen wir es uns aber auf der anderen Seite auch nicht zu übel, wenn wir einmal wichtige Punkte vergessen haben, sonst bewirken wir eine negative Kopplung mit unserem positiven Vorhaben.

Halten Sie daran fest, dass Sie eigentlich ein gutes Gedächtnis haben und machen es beim nächsten Mal besser!

Denken Sie, wenn es Ihnen gut geht, an das Off. Natürlich nicht, um sich die Stimmung zu vermiesen, wie es der Mann mit dem Hammer tut, sondern um sachlich, planerisch, logisch und sinnvoll vorzugehen.

Sie können sich auch eine Rangliste aufstellen, was Ihnen im Off am wichtigsten ist, z. B.:

1. selbst erreichbar sein
2. andere Menschen erreichen
3. eine angenehme Temperatur des Raumes
4. Essen und Trinken in der Nähe
5. Medikamente bereitstellen usw.

Ich habe folgende kleine Tabelle aufgestellt: Auf der linken Seite steht, woran ich denken möchte, und auf der rechten Seite, was dann Freude bereiten kann, obwohl ich im Off bin.

Das sind sicher zum Teil nur kleine Freuden des Alltags, aber es sind basale Freuden, für die man ohne Schwierigkeiten und ohne großen Aufwand vorher sorgen kann. Wie meine Frau schon schrieb, hört sie mich öfter rufen: »Ich freue mich!« ohne dass sie wissen kann, worüber ich mich eigentlich freue. Der Grund meiner Freude ist fast immer ein derartiger Anlass. Das Schlichte und Einfache ist für mich dann erfreulich, wenn es mir guttut und meine Erwartungen erfüllt.

Wenn es Ihnen an etwas mangelt oder etwas nicht erfüllbar ist, können Sie trotzdem versuchen, die Situation positiv zu sehen und sich auferlegen, ohne diese Details auszukommen. Für das richtige Liegen im Off ist es wichtig, dass Sie nicht jede kleine Störung beseitigen möchten …

Off-Management: Sorgen Sie dafür, dass Sie gut durchs nächste Off kommen

Während des On daran denken	sich im Off daran freuen
Aufräumen	»aufgeräumter« Stimmung sein
Ordnung halten	sich über Ordnung freuen
Kleidungsstücke zurechtlegen	Erleichterung beim Ankleiden
leckeres Essen vorbereiten	»lukullische Genüsse«
Tabletten früh genug bereitstellen	rechtzeitige Tabletteneinnahme
Kopfkissen zurechtlegen	angenehme Kopflage
Bettdecke zurechtlegen	angenehm liegen

Während des On daran denken	sich im Off daran freuen
Telefon, Handy hinlegen	liebe Menschen anrufen
für Schatten sorgen	nicht zu sehr zu schwitzen
Fernbedienung erreichbar	Fernsehen können
Getränke/Essen in der Nähe	keinen Durst und Hunger haben
an Entspannungsübungen denken	Anfänge von Entspannungsgefühlen wahrnehmen
Entspannungsübungen versuchen	sich über eine Teil-Entspannung freuen
tief und ruhig atmen	Energiezunahme durch verbessertes Atmen spüren
innere Bilder laufen lassen	sich über das »Heimkino« freuen
Frühwarnzeichen des Off beobachten	ohne Schwierigkeiten zum Ruheplatz gelangen
das Ende des Off erkunden	ein Ende des Off freudig bemerken
die Variationen des Off beobachten	Off-Symptomatik sogar interessant finden können
diese Aufstellung fortsetzen	sich über gute Einfälle freuen

Ergänzen Sie die Tabelle für Ihr erfolgreiches Off-Management

Prinz auf der Erbse: Im Off stört jede Falte

Ich kam mir manchmal schon wie ein »Prinz auf der Erbse« vor, was jeder verstehen wird, der schon einmal in einem schwereren Off-Zustand war. Die Muskeln sind dann derartig angespannt, dass man in dieser Phase unglaublich empfindlich auf jede kleine Störung reagiert. Eine Falte in der Bettdecke, eine ungewohnte Lage des Unterschenkels, ein Berühren der Zehen mit der Bettkante, ein nicht passendes Liegen der Schulter und des Halses auf dem Kopfkissen: Alles stört in einer vorher nicht gekannten Intensität.

Dann lässt man unnötigerweise im Krankenhaus die Nachtwache kommen, nur weil z. B. die Knierolle nicht richtig positioniert ist. Ich hatte dann manchmal den Eindruck, dass ich nicht einschlafen könne, wenn diese Beeinträchtigung nicht behoben wird. Aber, wohlgemerkt, nur im Moment ist es Ihnen nicht möglich, das selbst zu ändern. Sie können sich aber sicher darauf verlassen, dass es innerhalb absehbarer Zeit wieder möglich sein wird. Doch im Off verliert man manchmal schon beinahe den Glauben daran. Es sind wirklich sehr unangenehme Zustände, die man mit einem energischen »Schluss jetzt« beenden möchte. Man kann eine Formel aus dem Autogenen Training versuchen: »So wie man liegt, ist es richtig. Alles kann sich entspannen«, oder mit der paradoxen Formel: »Jede Störung macht mich nur ruhiger.«

Wenn man aus dem Off dann wieder herauskommt, kann man sich kaum vorstellen, warum man so empfindlich war. Der Ehepartner oder helfende Mensch muss diese extreme Überempfindlichkeit kennen, um angemessen reagieren zu können.

Schwer, aber hilfreich: Störungen hinnehmen

Wenn eine Störung von einem hilfreichen Menschen beseitigt wurde, ist es auch typisch, dass garantiert die nächste Störung kommt. Liegt man dann trotz »hoher Ansprüche« eigentlich perfekt, muss man garantiert auf Toilette oder sonst etwas und alles geht von vorn los. Wie schon mehrfach erwähnt, sollte man die Hilfsperson oder Angehörige nicht unnötig belasten. Es ist vielleicht doch möglich, dass man das, was man vorhat, noch irgendwie selbst hinbekommt oder man verzichtet ganz darauf. Da man im Hinterkopf hat, dass sich nach dem Beseitigen der störenden Falte sicher eine neue Störung bemerkbar macht.

Überlegen Sie in Ruhe, was Sie wirklich von einem Angehörigen an Unterstützung benötigen und was nicht. Auch für einen Klinikaufenthalt gilt, dass man nicht unnötig klingelt, sondern das Personal entlastet. Ein Bemühen, nicht ohne triftigen Grund zu klingeln, wird von der Krankenpflege immer erkannt und natürlich gern gesehen. Sie könnten auch einmal einen »Härtetest« machen, indem Sie ein Off allein durchstehen, ohne dass eine hilfreiche Person in der Nähe ist. Das kann sehr befreiend sein. Denn das Off, nur für sich gesehen, ist im Prinzip kein lebensbedrohlicher Zustand und geht auf jeden Fall von allein wieder vorbei. Natürlich sollte man nicht zu viel von sich verlangen, aber Erfahrungen mit dem Alleinsein im Off bringen sicher wertvolle Erkenntnisse. Sie müssen »einfach nur« durch und wenn Sie das einmal allein geschafft haben, können Sie auf ihre Möglichkeiten zur Selbsthilfe immer

Positives Reframing: Die positiven Aspekte suchen

Mein Schwager Helmut, der gesundheitlich schon einiges durchgemacht hat, prägte meinen Wahlspruch: »Nichts ist so schlecht, als dass nicht auch etwas Gutes dran wäre!« Diese Einstellung entspricht der psychotherapeutischen Technik des »positive reframing«. Dabei stellt man negative Erlebnisse in einen anderen positiven Rahmen. Dies kann auf einer philosophischen, abstrakten Ebene erfolgen oder als konkrete persönliche Frage »Was ist daran jetzt gut für mich?« Unser Lebensabschnittsgefährte Parkinson hat trotz übler Seiten auch manche positive Eigenschaften. Er zwingt uns zur Besinnung, zum Akzeptieren der Langsamkeit und fördert eine Beschäftigung mit mehr geistigen Inhalten. Ich möchte sogar behaupten, Parkinson fördert den »inneren Reichtum«, von dem wir später in zunehmendem Maße leben werden.

wieder zurückgreifen. Sie fühlen sich nicht mehr so ratlos.

Von schwierigen Situationen, die Sie einmal durchgemacht und geschafft haben, können Sie bei der nächsten Gelegenheit profitieren. Sie werden zum Profi. Vergessen Sie auch nicht, sich selbst für diese Leistung zu loben! Freuen Sie sich über kleine Triumphe. Es ist wunderbar, wenn man sagen kann, dass man ein guter Manager des eigenen Off-Zustandes ist. Dann kann einen fast nichts mehr erschüttern und man ist beim nächsten Off umsichtiger und gefasster.

Besonders wohltuend ist es natürlich, wenn man ein Lob aus berufenem Mund erhält. Als eine Fachkrankenschwester für Parkinson meine optimistische Grundhaltung lobte, mit der ich auch Off-Zuständen noch positive Seiten abgewinnen kann, ging mir das runter wie Honig.

Dank Parkinson mag ich jetzt Hunde

Früher war ich kein Hundefreund. Als kleiner Junge hatte ich eine Katze, die nicht viel Arbeit machte und die oft für ein paar Tage nicht nach Hause kam. Wenn sie sich dann wieder blicken ließ, freute ich mich und streichelte sie. Sie war völlig selbständig, ich brauchte eigentlich nicht für sie zu sorgen. Vor größeren Hunden hatte ich Respekt, um nicht zu sagen Angst. Wie ich mich erinnere, war mir schon in der Jugend klar, dass der Besitz eines Hundes das Leben, vor allem die Freizeit, stark verändert. Da ich als erwachsener Jogger Hunde immer als störend oder sogar etwas bedrohlich empfand, kann ich resümieren, dass ich früher kein Interesse an Hunden hatte.

Das hat sich, auch für mich selbst völlig überraschend, grundlegend geändert. Parkinson hat mich dazu gebracht, dass ich Hunde jetzt gern mag. Es ist wirklich ein kleines Wunder, dass ich seit 3 Jahren Hunde mit anderen Augen sehe und inzwischen diese drolligen Kameraden sehr gern mag. Für eine Woche hatten unsere Nachbarn uns ihre Ferienwohnung an der Ostsee zur Verfügung gestellt. Meine Frau, unsere Tochter Cati und unsere Enkeltochter schliefen morgens länger als ich, ihr Hund war schon früh wach. Morgens stehe ich bereits um kurz nach 6 Uhr nach Einnahme meiner Morgenmedikation auf.

Der Hund, eine größere dunkle Mischlingshündin mit dem Namen Kijo, sehr lieb und gehorsam, ging gern mit mir spazieren. Zuerst hatte ich Angst, mit ihr auf andere Hunde zu treffen. Wir gingen im Morgenlicht wunderschöne und zum Teil noch einsame Wege entlang, setzten uns auf eine Bank an dem noch leeren Hundestrand und freundeten uns an. Auf dem Rückweg brachten wir Brötchen zum Frühstück mit.

Seit dieser Zeit gehe ich regelmäßig und immer, wenn mein Zustand es erlaubt, mit Kijo spazieren. Es bekommt mir gut und ich habe wirklich Freude daran. Unsere Enkeltochter und ihr Freund haben neuerdings einen jungen Labrador-Rüden mit Namen Taylor, der noch sehr wild und unruhig ist. Zunächst hatte ich gegenüber Tammi gesagt, dass ich nicht mit diesem Hund spazieren gehen werde, doch auch darüber denke ich inzwischen anders. Es macht mir Spaß, mitzuhelfen, ihn zu erziehen. Meine Frau sagt, ich hätte bereits Hundeführerqualitäten gezeigt. Wenn ich z. B. »Sitz« sage, setzt er sich wirklich sofort hin. Zurzeit bin ich dabei, ihm das Apportieren von Holzstückchen beizubringen. Das laute Befehlen ist wie eine logopädische Übung für mich. Aus Sicht eines Parkinson-Patienten kann ich Hundespaziergänge nur empfehlen. Man kommt an die frische Luft, bewegt sich und man kann eine Menge Freude daran haben.

Spielspaß

Ich spiele für mein Leben gern, besonders Schach hat es mir angetan. Auch im Off spiele ich durchaus Schach, wenn es mir nicht gerade ganz schlecht geht. Mein Schachpartner kann dann zur Not für mich die Figuren setzen, aber die Denkprozesse sind nicht gestört. Ich freue mich über gute Schachzüge, unabhängig davon, ob mein Spielpartner oder ich selbst darauf gekommen sind.

Meine Frau ist inzwischen ein starker Gegner. Sie kann mich elegant matt setzen. Einmal war ich von einer Mattkombination, in der sie eine Dame und einen Springer geopfert hatte, um mich dann unausweichlich schachmatt zu setzen, besonders angetan und schickte die Aufzeichnung zur Schachseite des Deutschen Ärzteblattes. Im Monat Dezember erschien ihre schöne Kombination als »Weihnachts-Rätsel«.

In der Elena-Klinik in Kassel verlor ich gegen eine Mitpatientin ähnlich spektakulär. Auch diese Mattstellung wurde im Ärzteblatt veröffentlicht. Ich freute mich mit ihr und schickte ihr den Zeitungsausschnitt. Sie war sehr stolz. Der kleine Artikel im Ärzteblatt hatte allerdings eine irreführende Überschrift: »Der Kollege Schröder freut sich, wenn er von Frauen geschlagen wird.« In Wirklichkeit ist es selbstverständlich die Ästhetik des Schachspiels, über die ich mich freue!

Tamara

Wir sind begeisterte Schachspieler

» *Helmut und ich spielen sehr gern und fast täglich Schach. Ich bin so froh, dass ich von meinem Mann vor 33 Jahren einmal das Schachspielen erlernte. Zunächst habe ich mich aber immer ziemlich geärgert, weil ich ja dauernd verlor. Dann hätte ich ihm am liebsten das Schachbrett auf den Kopf gehauen, sodass er schon überlegte, lieber mit einem Schutzhelm zu spielen. (Nein, natürlich nur Spaß!)*

Aber dann hat mich doch der Ehrgeiz gepackt und ich hatte von selbst einige Strategien entwickelt, die nach und nach erfolgreich waren. Ich spielte hauptsächlich in hübscher Unterwäsche, um ihn zu verwirren (Nein, wieder Spaß!). Dann – im Ernst – war ich irgendwann in der Lage, mir mehrere Züge im Voraus zu überlegen, und auch seine Gegenzüge hatte ich besser durchdacht, sodass ich im Laufe der Zeit zu einer gleichwertigen Gegnerin wurde. Nun war ich richtig stolz, wenn ich »ehrlich und ohne Tricks« gewann, und das kam dann immer häufiger mal vor.

Es ist für uns ein toller Zeitvertreib, ich trinke manchmal noch ein Glas Wein dazu, Helmut trinkt ja keinen Alkohol mehr. Es stört ihn aber nicht, wenn ich ein Gläschen trinke. Das ist dann eine gemütliche Abendstimmung. An warmen Abenden spielen wir auf unserem Balkon und genießen dabei die warme Sommerluft und das Zwitschern der Vögel. Das ist die reinste Idylle und Freude und man könnte dreimal »Jippieh!« rufen. «

An einem Tag verlor ich 5-mal hintereinander gegen Tammi. Ich sagte etwas scherzhaft-gequält: »Jetzt bist du mir aber ebenbürtig.«

Es gibt aber auch noch weitere Spiele, die mir Spaß und Freude machen. Ich bin immer gespannt auf die neuen Spiele, die auf den Markt kommen. Unsere Tochter Simone schenkt uns schon beinahe traditionell das neue »Spiel des Jahres«. Es gibt wirklich eine Menge raffinierte und spannende Gesellschaftsspiele. Aber auch die alten Spiele wie Monopoli und Scrabble sowie Kartenspiele wie Doppelkopf und Uno finden wir sehr unterhaltsam.

Es macht Spaß, mit Menschen zu spielen, die ein Kartenspiel nicht ganz »bierernst« nehmen. Für uns Parkinson-Patienten ist es auch wichtig, dass auf uns Rücksicht genommen wird, wenn wir in einen Off-Zustand geraten. Dann können wir schlecht die Karten mischen und verteilen und sind froh, wenn uns das abgenommen wird.

In den meisten Fällen kann ich bei diesen Hilfen trotz des Offs mitspielen. Es gibt auch Kartenständer für Teilnehmer, die nicht die Karten dauernd halten können. Spielte man in einem Kreis mit Menschen, die man noch nicht kennt, sollte man offen mit der Krankheit umgehen, dann wird auch normalerweise Hilfe angeboten. Spielen ist für mich immer die reine Lebensfreude, egal, ob mit Kindern oder Erwachsenen.

Sport und Bewegung: Parkinson Beine machen

Parkinson ist kein ganz unsportlicher Zeitgenosse, er ist nur lahm und anmaßend. Er will uns seine Weise, Sport zu treiben, aufzwingen und lässt uns weniger Spielraum. Wer vor seiner Erkrankung gewohnt war, viel Sport zu treiben, muss Einbußen hinnehmen, aber viele Sportarten kann man noch über einen langen Zeitraum fortsetzen. Vorwiegend technische Disziplinen sind später nicht mehr unbedingt sinnvoll, es sei denn, es wird leichter und spielerischer gehandhabt. Wer zu verbissen oder zu ehrgeizig an einem alten Sport festhalten will, dessen Kampfgeist mag lobenswert sein, aber er provoziert damit möglicherweise einen Off-Zustand.

Lockerer Ausdauersport ist immer gut, ob Walken, Laufen oder Radfahren etc. und eine Verbesserung der basalen Kondition bleibt sehr lange möglich. Mit Schwim-

Gib nicht auf!

Ganz früher lief ich Marathon,
inzwischen hab' ich Parkinson.
Häufig hört man die Version:
Parkinson kennt kein Pardon.
Doch ich glaube lange schon:
Durchzuhalten ist der Lohn.
Es ist wirklich keine Illusion,
gib nicht auf, du schaffst es schon!

men haben manche Parkinson-Patienten Schwierigkeiten. Bei Halbseitenbetonung der Störungen kommt es zu asymmetrischen Bewegungen, die uns im Schwimmbad aus der Bahn drängen und im freien Gewässer im Kreis schwimmen lassen. So wie ich beim Skilaufen die Kurve am Hang nicht mehr hinbekam, bin ich seit 3 Jahren nicht mehr in der Lage, geradeaus zu schwimmen. Da ich nie ein guter Schwimmer war, auch kein guter Skiläufer, trauere ich beidem nicht hinterher.

Wenn ich im Off eine längere Strecke gehen muss, ohne Pause machen zu können, denke ich an die Zeiten zurück, als ich noch Marathonläufe machte. Ich feuere mich dann selbst damit an, die Gehstrecke zu bewältigen und nicht zu stürzen. Eine kurze Strecke im Off zu gehen kommt mir dann genau so anstrengend vor, wie damals die letzten Kilometer beim Marathon. Dazu ein kleines Gedicht (auf die Endung -on, Seite 99).

Sport ermuntert uns, verbessert garantiert unsere Stimmung und stärkt das Selbstvertrauen. Gründe, Sport zu treiben, gibt es genug, nicht nur im Sinne der Physiotherapie. Spiel, Spaß und Lebensfreude kommen vor allem beim gemeinsamen Tun, einsamer Sport kann nach meinem Gefühl eher langweilig und weniger motivierend sein. Wer z. B. Boule oder Boccia, Bosseln, Bogenschießen, Volleyball, Prellball, Tischtennis, Minigolf oder Federball spielt, ist an der frischen Luft und hat sein Vergnügen. Es muss ja nicht unbedingt Golf sein. Beim Golf sind häufig kaum oder gar keine Sitzgelegenheiten, keine Bänke aufgestellt. Eine Ruhepause im Sitzen sollten wir Parkinson-Patienten aber schon beim Sport einhalten können.

Tamara

Gemeinsam in der Natur zu sein, ist immer schön

» *Unsere Fahrradtouren sind nicht mehr länger als 10 Kilometer, aber es macht trotzdem Spaß, in der Natur zu sein. Im Urlaub fahren wir jetzt jedes Jahr auf einen idyllischen Bauernhof im bayerischen Leitzachtal mit meiner Schwester und unserem Schwager. Dort versüßen uns die netten Gastleute Christel und Toni den Urlaub. Das ist immer Erholung pur. Wir vier sehen die Sache mit den Wanderungen auch sehr locker und meine Schwester und mein Schwager nehmen Rücksicht auf Helmut. Welche Wanderstrecken er sich zutrauen kann, ist von Tag zu Tag unterschiedlich. Bänke zwischendurch sind auch wichtig.* «

Für Sicherheit sorgen

Es geht nicht darum, sich in Watte zu packen, sondern mögliche Gefahren realistisch einzuschätzen und Stürzen oder Verletzungen durch sinnvolle Maßnahmen vorzubeugen.

Trotz aller unterschiedlicher individueller Verlaufsformen sitzen wir Parkinson-Patienten in einem Boot. Der Erfahrungsaustausch ist wichtig und hilfreich, ebenso wie umfangreiche Informationen. Dieses Wissen stärkt uns bei der Bewältigung unserer »Aufgabenstellungen«. Wir sollten es uns im Alltag so einfach wie möglich machen und unser Leben und unsere Probleme aktiv angehen.

Mit Halluzinationen umgehen

Beginnen möchte ich diesen dritten Buchteil mit dem Thema Halluzinationen. Als Psychiater behandelte ich diese Trugwahrnehmungen oft im Rahmen psychiatrischer Krankheitsbilder. Inzwischen habe ich damit auch schon eigene Erfahrungen an mir selbst gemacht. Ich war mir schnell darüber im Klaren, dass es sich um Trugwahrnehmungen handelt. Es sind Nebenwirkungen von Anti-Parkinson-Medikamenten, aber beeindruckt war ich dann doch davon, wie intensiv diese optischen Halluzinationen waren.

Halluzinationen zähle ich nur deswegen zum Thema Sicherheit, weil in einzelnen Fällen die Gefahr bestehen kann, dass ein Parkinson-Patient durch die Trugbilder und durch akustische Stimmen mit auffordерndem oder sogar befehlendem Charakter so beeinflusst werden kann, dass er sich eigengefährdend verhalten kann. Dies gehört zwar glücklicherweise eher zu seltenen Erscheinungsformen, muss aber bei diesen Fragen erwähnt werden.

Wer etwas sieht, hört, riecht oder etwas auf andere Weise mit seinen 6 Sinnen wahrnimmt, was andere Menschen nicht so erleben und wahrnehmen können, hat wahrscheinlich sogenannte Wahrnehmungsstörungen oder auch Sinnestäuschungen. Trugwahrnehmungen sind »Streiche, die das eigene Gehirn einem spielt«.

Jeder Mensch kann unter bestimmten Voraussetzungen Halluzinationen haben. Das menschliche Gehirn ist grundsätzlich in der Lage, in Zusammenarbeit mit den Sinnesorganen, Halluzinationen zu produzieren. Als Ursachen kommen Psychosen, schwere Erschöpfungszustände, mangelnder Schlaf, Stress oder unerwünschte Wirkungen von Medikamenten infrage. Sehr typisch und häufig sind diese Nebenwirkungen bei Anti-Parkinson-Medikamenten. Da sie direkt in den Hirnstoffwechsel eingreifen und auch die entsprechenden Rezeptoren stimulieren, können sie Halluzinationen hervorrufen.

Man sieht und hört Dinge, die nicht da sind

Halluzinationen zu haben, heißt aber nun noch lange nicht, an einer Geisteskrankheit oder einer Schizophrenie zu leiden. Die erlebten Psychose-ähnlichen Symptome sind harmlos und meistens eine Folge einer versehentlichen Einnahme von zu vielen Medikamenten. Hier ein typisches Beispiel aus meiner klinischen Zeit in der Neurologie:

Im Nachtdienst wurde ich zu einem 67-jährigen Patienten gerufen, der seit 18 Jahren Parkinson hatte. Er war sehr erregt und berichtete mir, er höre aus einem benachbarten Raum Musik, Lachen und ein Stimmengewirr wie bei einer Tanzparty. Da der Patient in einem Dreibettzimmer lag und seine beiden Zimmergenossen nichts Derartiges wahrgenommen hatten, stellte ich als diensthabender Arzt das Vorliegen von akustischen Halluzinationen fest. Als ich ihm erklärte, dass er wahrscheinlich Trugwahrnehmungen habe, also etwas höre, was andere Menschen nicht gehört haben, beeilte er sich zu erklären: »Aber ich habe sie doch auch gesehen!« Wen er denn gesehen habe, beantwortete er mit: »Ein fremder Mann führte meine Frau an der Hand auf die Tanzfläche und tanzt jetzt mit ihr in diesem Tanzsaal da drüben.«

Zu den akustischen Halluzinationen waren jetzt noch optische Halluzinationen dazugekommen. Ich erklärte dem Patienten freundlich, dass er sich keine Sorgen um seine Frau machen solle. Es komme vor, dass die Medikamente gegen Parkinson zu solchen Trugwahrnehmungen führen und man verständlicherweise sehr aufgeregt sei. Es handele sich nur um flüchtige Wahrnehmungen, ähnlich wie in einem Traum. Es wäre ja auch möglich, dass er von seiner Frau träume, sie würde tanzen, vielleicht sogar mit anderen Männern. Bestimmt käme sie morgen, wie jeden Tag, wieder in die Klinik, um ihn zu besuchen. Dieser Patient ließ sich vollständig beruhigen und bot in dieser Nacht keinerlei weitere oder andersartige Halluzinationen. Zweifellos handelte es sich um eine Kombination von 2 Arten von Halluzinationen, die inhaltlich zueinanderpassten. Dass der Patient die Tanzmusik und den erleuchteten Saal und die Beobachtung, dass seine Frau von einem fremden Mann zum Tanzen geführt wurde, gehört und gesehen hatte, sprach für eine Kombination von akustischen und optischen Halluzinationen. Aber das war mit Sicherheit keine wahnhafte oder scheinlogische Verknüpfung im Sinne eines Eifersuchtswahns, sondern nur eine kurze Episode, die man noch nicht als Wahn bezeichnen würde.

Das psychotische Erleben ist nur von kurzer Dauer

Ein Wahn dagegen ist eine Fehlinterpretation von wirklichen Erlebnissen, ein Mensch glaubt, es wäre so gewesen. Eine Wahnkrankheit oder auch paranoide Psychose ist immer ein sehr lang anhaltender Zustand mit ständig sich wiederholenden pathologischen Symptomen und Wahnwahrnehmungen, die sich schließlich zu einem regelrechten Wahnsystem verfestigen. In einem Wahnsystem sind alle Sinneswahrnehmungen fest eingeordnet in ein scheinbar logisches aber letzten Endes irreales Wahngebäude.

Interessant ist, dass Inhalte und Themen der Wahnsysteme fast immer die Grundlagen der menschlichen Existenz betreffen: Liebe, Eifersucht, Glaube, Bedrohung, Krankheit, Verfolgung, Bestehlung, Verarmung, Vergiftung, Tod, übergroße Bedeutung der eigenen Person wie im Größenwahn und vieles andere mehr. Im religiösen Wahn wird der Glaube an einen Gott nicht mehr als Möglichkeit gesehen, sondern als Gewissheit. Sehr reiche Leute können einen Verarmungswahn haben, von dem sie vollständig überzeugt sind. Wenn man ihnen ihre Kontostände zeigen würde, würden sie

Echte Psychosen sind selten

Eine chronische Psychose mit Halluzinationen und Wahnvorstellungen kann Ausdruck einer schizophrenen Psychose sein. Wir Parkinson-Patienten haben in aller Regel keine schizophrenen oder sonstigen chronifizierten Psychosen wie schizo-affektive, manisch-depressive oder wahnhafte Psychosen. Das hat nur äußerliche Ähnlichkeiten, aber so gut wie nie eine ernsthafte Bedeutung. Bei den schizophrenen Psychosen kämen typischerweise noch die »Ich-Störungen« hinzu, das heißt, das Erleben des eigenen Ichs ist gestört, die Selbstwahrnehmung und die Abgrenzung gegen andere Personen.

sagen, das sei alles gestern gewesen, das gälte inzwischen schon nicht mehr. Sie sind von ihrem Wahnsystem überzeugter als von der Wirklichkeit. Manche Patienten leiden schwer darunter, dass ein Versündigungswahn oder Schuldwahn ihnen sagt, dass sie selbst »Schuld an ihrer Erkrankung« seien.

Ich »sah« eine lange Wäscheleine mit meinen Bildern

Nun zu meiner angekündigten Halluzination, die ich selbst erlitt: Als ich kurz vor meiner Kunstausstellung im Januar 2013 mit einer heftigen Stuhlverstopfung im Krankenhaus lag, »sah« ich nachts plötzlich quer durch mein Zimmer gespannte Wäscheleinen, die sich noch auf den Fluren und in den Treppenhäusern fortsetzten.

Ich hatte versehentlich zu viel L-Dopa retard zur Nacht eingenommen. Noch glaubte ich, die Wäscheleinen würden dort wirklich aufgehängt worden sein. Ich folgte einer dieser Leinen und ging auf den Flur. Da sah ich, wie daran einige meiner neuesten Bilder aufgehängt waren. Das kam mir doch reichlich merkwürdig vor! Meine Ausstellung sollte doch erst in einer Woche im Rathaus der Stadt Langenhagen sein. Ich begann zu zweifeln. Die auf mich zukommende Nachtschwester fragte mich freundlich: »Ist alles in Ordnung?« Ich sagte nichts über meine Bilder, denn mir war aufgefallen, dass die Schwester einfach direkt durch die vermeintlichen Leinen hindurchgegangen war und keines meiner Bilder »beachtet« hatte. Etwas abwesend antwortete ich »Alles in Ordnung«, als ich mir plötzlich darüber klar wurde, dass ich L-Dopa-verursachte optische Halluzinationen haben dürfte. Da ich die Nachtschwester schon kannte und ich zu ihr Vertrauen hatte, schilderte ich ihr die eben erlebten Trugbilder. Es interessierte sie, wie ich denn erkennen konnte, dass es sich um Halluzinationen handelte. Ich sagte ihr: »Erstens gingen Sie schnurstracks durch alle gespannten Wäscheleinen. Das konnte nicht sein! Zweitens bin ich Psychiater.« Jeder ging lachend seiner Wege.

Sturzgefahren erkennen und vermeiden

Auf einem holperigen, unbeleuchteten Weg hat mich kürzlich meine liebe Frau aufgefangen. Sie hat mich noch am Arm packen können und ein Aufschlagen meines Körpers auf dem steinigen Untergrund und damit Schlimmeres verhindert. Das war Gott sei Dank noch einmal gut gegangen. Meine Angst vor Stürzen ist so groß, dass ich immer eher übervorsichtig handele. Vielleicht ist das auch der Grund, weshalb ich bisher sonst noch nie gestürzt bin. Meine vielleicht zu große Vorsicht sollte etwas mehr in Mut übergehen, ohne dass ich dabei meine Achtsamkeit vernachlässige. Die Achtsamkeit kann erlernt werden.

Wahrscheinlich bin ich eine Art »Sicherheitsfanatiker«. Ständig beobachte ich die Fußwege und Festhaltemöglichkeiten, die vor meinen Augen auftauchen. Meine Augen haben sich inzwischen daran gewöhnt, das Blickfeld total zu erfassen, sozusagen den gesamten Gesichtskreis zu scannen, um so die Stolperfallen oder sonstigen Gefahren sehr früh zu erkennen.

Eine wichtige Regel habe ich schon als Pfadfinder mit 14 Jahren in Südtirol gehört. Die Bergsteiger-Regel, auch 3-Punkte-Regel genannt, die ich damals von unserem Gruppenleiter hörte, lautete: Von deinen beiden Füßen und deinen beiden Händen müssen immer 3 festen Halt haben! Das hat uns damals bei Bergwanderungen und kleinen Klettertouren ein Stück Sicherheit gegeben.

Diese Regel habe ich als Parkinson-Patient wieder aufleben lassen. Es hat mir in manchen Situationen schon geholfen, wie natürlich auch die Anweisungen der erfahrenen Physiotherapeuten immer eine besondere Hilfe sind. Im Krankenpflegedienst erlebt man relativ große Unterschiede bei den Sicherheitsmaßstäben der Krankenschwestern und Krankenpfleger. Während die eine Schwester etwas dagegen hat, dass ich in Strümpfen im Krankenzimmer herumlaufe, ist eine andere zu größeren Risiken bereit.

Haltegriffe in der Wohnung anbringen lassen

Vielleicht kann ich gut antizipieren, also vorausschauen, was in der nächsten Zeit alles passieren könnte. Stürzen kann man überall dort, wo man sich nicht festhalten kann. Es gibt typische Situationen, wenn ich mich z. B. auf der Stelle drehen muss, um mich hinsetzen oder hinlegen zu können. Wenn ich mich beim Drehen nicht festhalten kann, wird es gefährlich. Vor 4 Jahren habe ich mir daher eine Behindertentoilette einbauen lassen mit Sitzerhöhung und Haltegriffen. Das ist sehr wichtig. In der Duschkabine habe ich 2 Griffe. Vor Kurzem habe ich mir auf dem Flur in unserer Wohnung einen kurzen Handlauf anbringen lassen. Im Zentrum der Wohnung, sozusagen am »Verkehrsknotenpunkt« zwischen Küche, Schlafzimmer und Bad, ist so ein Haltegriff sehr hilfreich. Das bringt mir bei Wegen von Zimmer zu Zimmer, die alle über den Flur laufen, mehr Sicherheit.

Tamara

Umzug vom Haus in eine Wohnung

» *Es ist wichtig, die gesamte Wohnsituation an Parkinson anzupassen. Auch unser Umzug von unserem Haus in eine Wohnung gehört zu diesem The-*

ma. Helmut konnte bei uns im Reihenhaus nicht mehr so gut die Treppen gehen. Wir haben uns vor 3 Jahren dann eine schöne 3-Zimmer-Wohnung mit Fahrstuhl gesucht, die jetzt genau für unsere Bedürfnisse ausreicht. Das Haus übernahmen unsere Kinder. Es gibt nicht nur Nachteile, von einem geräumigen Haus in eine Wohnung zu ziehen, sondern auch einige Vorteile: Man hat nicht mehr so viele Fenster und Räume zu putzen. Alles ist in gut erreichbarer Nähe. Es gibt keine Treppen und Helmut kann nachts schnell mal an den Kühlschrank, wenn er ein wenig »naschen« möchte.

Wir sind mit dieser Entscheidung sehr zufrieden und haben uns in der Wohnung von Anfang an immer ausgesprochen wohl gefühlt. Außerdem haben wir hier – genau wie damals in unserem Reihenhaus – eine sehr nette und hilfsbereite Hausgemeinschaft.

Im Off gefangen

Ein für mich bedeutsames Erlebnis möchte ich in diesem Zusammenhang schildern: Als ich im Nordstadtkrankenhaus in einem Einzelzimmer lag, hatte ich mir eine dieser typischen Fallen gestellt. Ich hatte eigentlich unnötigerweise das Bett verlassen und mich so hingesetzt, dass ich weder an die Klingel herankam, noch mich sonst bemerkbar machen konnte. Es war an einem Sonntagnachmittag bei geringer personeller Besetzung. Der Off-Zustand wollte und wollte nicht verschwinden. Ich fühlte mich auf dem Stuhl wie festgeschraubt und mein Hinterteil tat mir gehörig weh, da ich die Position kaum ändern konnte. Ich musste unbedingt wieder ins Bett. Es war ein grausamer Zustand der Hilflosigkeit.

Schließlich erschien, zu meiner Erleichterung, ein junger Krankenpflegeschüler, den ich noch nicht kannte. Er konnte mich aber noch nicht sofort aus meiner misslichen Lage befreien und sagte höflich und sachlich: »Ich bin Krankenpflegeschüler und traue es mir noch nicht allein zu. Können Sie bitte noch 2 Minuten durchhalten? Ich hole mir Hilfe.« Das war mir wirklich viel lieber als ein zu forsches oder unbedachtes Vorgehen eines noch wenig erfahrenen Pflegers. Ich habe mich über sein Verhalten sehr gefreut und ihn für sein achtsames und angemessenes Vorgehen gelobt. Das entsprach genau meinem Sicherheitsbedürfnis. Diese 2 Minuten mehr an Wartezeit habe ich dafür gern in Kauf genommen. Wenn Patient und Therapeut die gleichen Sicherheitsvorstellungen haben, ist das schon erfreulich.

Rechtzeitig mit dem Autofahren aufhören

Ich habe mich vor 7 Jahren, nach 9 Jahren Parkinson-Krankheit, dazu entschlossen, mit dem Autofahren ganz aufzuhören. Die wichtigsten Gründe dafür sind meine Tagesmüdigkeit mit Sekundenschlaf und eine Fehleinschätzung von Geschwindigkeiten und Entfernungen. Schon 2 Jahre früher war mir aufgefallen, dass mir die Geschwindigkeiten aller Verkehrsteilnehmer schneller vorkommen, als sie tatsächlich sind. Wenn ich z. B. denke, ich fahre 80 km/h und schaue auf den Tacho, zeigt dieser 50 km/h an. Wenn wir auf der Autobahn von einem Fahrzeug überholt werden, das 150 km/h fährt, denke ich, der rast mit 200 km/h an uns vorbei. Das lässt mein Herz schneller schlagen und treibt mir die Schweißtropfen auf die Stirn. Auch als Beifahrer habe ich sehr viel Angst. Bei etwas höheren Geschwindigkeiten, so ab 120 km/h ist es mir nicht mehr möglich mitzufahren. Längere Autobahnfahrten meide ich ganz.

Außerdem habe ich Angst davor, wenn ich am Steuer sitze, plötzlich in ein stärkeres Off zu kommen. Das kann im ungünstigsten Falle innerhalb von 20 Sekunden geschehen, zum Teil ohne Vorwarnung. Das ist mir dann doch zu riskant. Ich würde mich und andere Verkehrsteilnehmer erheblich gefährden. Da ich nicht mehr Autofahrer bin, kann ich auch nie mehr schuldhaft Autounfälle verursachen. Zur Fahrweise meiner Frau habe ich absolutes Vertrauen.

Tamara

Jetzt sitze ich am Steuer

» *Da Helmut aufgrund der Tabletteneinnahmen öfter mal einen »Sekundenschlaf« hatte, bin ich immer bei Autofahrten als Beifahrerin mitgefahren. Ich habe dann aber gemerkt, dass ich ihn andauernd beobachten musste, ob die Augen zufallen, um ihm schnell Bescheid zu sagen. Das war uns beiden doch zu riskant, und darum haben wir uns dazu entschlossen, dass ich von diesem Zeitpunkt an, ca. vor 7 Jahren, immer fahren werde. Eigentlich fand ich das nicht ganz so toll, weil ich auch ganz gern gefahren werde. Wenn wir gelegentlich auf einer Feier waren, und ich bisher immer noch ein Gläschen (oder auch 2) Wein trinken konnte, durfte ich das jetzt nicht mehr. Außerdem hätte ich manchmal gern einen »Chauffeur« gehabt, damit ich einfach mal locker danebensitzen kann. Mein Mann versucht aber, seine Rolle als Beifahrer sehr aufmerksam wahrzunehmen.*

Aber wir Angehörigen müssen ebenfalls Abstriche machen. Helmut benötigt jetzt einfach meine Hilfe und ich gebe sie ihm. Für uns gehört diese Entscheidung zur Thematik »erforderliche Abschiede«. Inzwischen habe ich mich auch an die Situation gewöhnt.

Ich wünsche allen Parkinson-Patienten, die noch selbst am Steuer sitzen, immer eine gute und unfallfreie Fahrt. Wenn Sie unsicher werden, überdenken Sie bitte genau, ob es nicht besser ist, im rechten Moment aufzuhören, bevor eventuell einmal etwas passiert.

Fahrradfahren ist lange möglich

Mit dem Rad zu fahren, ist eine sportliche Möglichkeit, die uns Parkinson-Patienten sehr lange erhalten bleibt. Erleichternd ist, dass beim Radfahren zum Teil ganz andere Nervenbahnen benutzt werden, die eben nicht vom extrapyramidalen (= unwillkürlichen System) kommen. Es sind vielmehr willkürliche Bewegungen, die sich teilweise von der Großhirnrinde bahnen. Da uns Menschen normalerweise über das Sehen die meisten Informationen darüber gegeben werden, wie wir uns im Raum fortbewegen müssen, ist die sogenannte Sehbahn das Wichtigste. In völliger Dunkelheit wären wir Parkinson-Patienten relativ schlecht dran. Wir könnten uns dann nur über den Gleichgewichtssinn und den Lagesinn bewegen, diese sind bei uns aber beide gestört.

Was an Informationen von der Sehrinde kommt, ist ein sicherer Schnellweg, eine Autobahn des ZNS. Die Willkürmotorik betrifft aber auch noch andere Wahrnehmungen: Beim Radfahren müssen wir auf den Verkehr achten, wir müssen z. B. wahrnehmen, was von links und von rechts kommt, ob eine Ampel rot ist usw. Darauf reagieren wir mit der Willkürmotorik auch über die Sehbahnen. Hörbahnen sind auch häufig Informationsträger für den Radfahrer, wenn z. B. das Geräusch eines heranfahrenden Autos zu hören ist. Man wendet den Kopf in die Richtung des Autogeräusches und sieht, wie weit der Verkehrsteilnehmer noch entfernt ist.

Manchmal können wir dies aber nicht, weil die Drehbeweglichkeit der Halswirbelsäule eingeschränkt ist. Wir müssen den ganzen Körper herumdrehen, was uns dann sehr schwerfällt. Erst, wenn wir ganz sicher sind, und wenn wir das Auto auch optisch wahrgenommen haben und die Straße frei ist, fahren wir los. Wir sehen daran, dass die Sehbahnen doch dominieren und die Hörwahrnehmung nur Zulieferer von anderen wichtigen Informationen ist. Das alles müssen wir uns klarmachen, wenn wir eine Radtour unternehmen wollen, sonst sind Stürze oder Unfälle programmiert.

Nun kommt eine erfreuliche Tatsache: Kurven fahren, d.h. Lenken, können wir Parkinson-Patienten gut! Denn Lenken ist ebenfalls eine Leistung der Willkürmotorik. Wenn wir also auf dem Rad sitzen und fahren, ist alles wunderbar, und wir können den Ausflug in vollen Zügen genießen.

Beim Absteigen vom Fahrrad müssen wir dann wieder besonders vorsichtig sein: Rechtzeitig abbremsen und dabei mit einem Fuß den Boden berühren und gleichzeitig die Handbremse drücken, bis wir ruhig stehen. Wenn der Stand auf einem Bein unsicher ist, sofort den anderen Fuß vom Pedal herunternehmen und das Rad mit beiden Händen festhalten. Wenn wir wieder losfahren wollen, weil die Ampel grün ist oder kein Querverkehr mehr zu sehen ist, stellen wir einen Fuß in die Pedale und drücken uns mit dem anderen Fuß kräftig ab. Schon rollen wir wieder und setzen uns auf den Sattel.

Bitte bedenken: Keine riskanten Manöver und öfter mal Pause machen! Wenn Sie diese Regeln beachten, können Sie sicher Fahrrad fahren. Und »eleganter« ist es auch als mit Trippelschritten zu gehen, was vor allem bei längeren Strecken sehr wichtig ist. Nur bei scharfem Gegenwind oder größerer Steigung sollten Sie Ihr Fahrrad besser schieben.

Not macht erfinderisch

Das Sprichwort »Not macht erfinderisch« zählte vor meiner Erkrankung nicht gerade zu meinen Lieblingssprichworten. Ich stellte mir Notsituationen nur ungern vor und dachte eher im Sinne eines »Kommt Zeit, kommt Rat «oder allenfalls »Hilf dir selbst, dann hilft dir Gott.«

Wenn man als Parkinson-Patient in Situationen hineingerät, in denen keine Hilfe zu erwarten ist, kann man leicht in Panik geraten. Unabhängig davon, ob man sich selbst in diese Lage hineinmanövriert hat oder zufällig hineingeriet, ist man gezwungen, mit der Situation klar zu kommen. Wenn man nach Abklingen der ersten Angst ruhiger und logischer denken kann, stößt man auf alternative Lösungen, auf die man sonst nicht gekommen wäre.

Es ist lohnend, wenn man es aushält, sich einmal gleichsam aus der Distanz zuzusehen, und möglicherweise mit früheren Erfahrungen zu vergleichen: Welche Möglichkeiten gibt es überhaupt? Und: Wie habe ich es früher fertiggebracht, das Problem zu bewältigen? Uns allen bekannt ist die Reaktion, verbissen und zu schnell eine Lösung erzwingen zu wollen, wodurch sich leider die Lage in typischer Weise verschlechtert, bis hin zu solchen Folgen wie Stürzen oder objektiv aussichtslosen Zwangslagen.

Vorausschauend handeln

Zum Beispiel hatte ich vor Kurzem nicht bedacht, dass ich im schweren Off nicht die Wohnungstür öffnen und niemanden, der zu Besuch kommt, hereinlassen kann. Ein wichtiger Besucher hatte an der Haustür geklingelt und ich konnte nicht öffnen, weil ich zu der Zeit auf meinem Bett lag und in ein Off geraten war. Der Besucher klingelte ein zweites und auch ein drittes Mal. Der Mann ging nach dem dritten Klingeln wieder weg, weil er annehmen musste, es sei keiner zu Hause.

Was hatte ich falsch gemacht? – Erstens hätte ich ihn informieren müssen, dass es eine Zeit lang dauern würde, bis ich öffnen kann und er deshalb eventuell länger warten müsste. Zweitens habe ich nicht besonnen gehandelt, um nach mehrfacher tiefer, ruhiger Atmung aus dem Bett aufstehen zu können, vielmehr hatte ich hektisch reagiert und lag hilflos auf dem Rücken und konnte nichts mehr greifen, denn ich hatte nicht dafür gesorgt, ein Telefon oder Handy bei mir liegen zu haben.

Auf einer öffentlichen Toilette ist es mir einmal passiert, dass ich, wie wohl allgemein üblich ist, die Tür zugesperrt hatte, ohne zu bedenken, dass das Schloss nicht mehr gerade vertrauenerweckend aussah. Als ich wieder herauswollte, stellte ich fest: Es war bei aller Kraftaufwendung nicht mehr möglich, die Tür war völlig festgeklemmt.

Leider handelte es sich um ein zu diesem Zeitpunkt nur noch selten benutztes Toilettenhäuschen in einem Park. Meine schließlich gewagten Hilferufe erreichten kein Ohr eines hilfreichen Passanten. In mir stieg die Angst hoch, in diesem Etablissement auf einer alten Klobrille sitzend, stundenlang abwarten zu müssen, dass ein Befreier kommt.

Ich nahm noch mal alle Kraft und Atemtechnik zusammen, lehnte mich mit meinem Rücken an die gegenüberliegende Wand und stieß mit größtmöglicher Wucht mit dem Fuß gegen die Tür: Sie sprang auf! In einem Off-Zustand wäre ich wahrscheinlich dazu nicht mehr in der Lage gewesen. Auch hier hatte ich 2 Fehler gemacht: Erstens hatte ich das Schloss nicht bei offener Tür überprüft, was man bei fremden Toiletten immer machen sollte. Dazu gehört der Test, ob das Türschloss sich in geöffneter Stellung leicht öffnen und schließen lässt. Zweitens war ich zu schnell in Panik geraten und hatte mir die Folgesituationen zu düster vorgestellt.

Positiv ausgedrückt hat Parkinson einen erzieherischen Charakter, der zu vorausschauendem und besonnenem Handeln erzieht.

Mit Autogenem Training entspannen

Für uns ist Entspannung extrem wichtig. Es gibt verschiedene Methoden. Da ich mich mit Autogenem Training gut auskenne und es mir sehr hilft, will ich es Ihnen vorstellen.

Als junger Mediziner lernte ich das Autogene Training (AT abgekürzt) kennen, ohne zu ahnen, wie gut ich diese autosuggestive Entspannungstechnik eines Tages würde gebrauchen können, wie sehr ich diese Methode als Parkinson-Patient jetzt benötige.

Im AT wird eine grundlegende Entspannungsfähigkeit geübt. Man findet über Vorstellungen angenehmer Körperempfindungen in eine körperliche und seelische Entspannung. Wer Erfahrungen mit dem AT gemacht hat, findet einen leichteren Einstieg in andere Entspannungsverfahren, ob europäischer oder asiatischer Herkunft, wie Qigong, Meditationsübungen, Yoga, hypnotherapeutische Methoden und viele weitere Entspannungsübungen.

Die verbesserte Entspannungs- und Erholungsfähigkeit ist ein zentrales Ziel des AT. Viele Menschen können nach einiger Zeit schließlich den eigenen Körper in einem erwünschten Sinn wohltuend beeinflussen, z. B. den Blutdruck senken, Atemnot abschwächen, Schmerzen und muskuläre Verspannungen abmildern, Kopfschmerzen reduzieren, Zahnarztbesuche erleichtern u. a.

Da ich als ehemaliger Dozent der Ärztekammer Niedersachsen für Autogenes Training über eine gewisse Erfahrung mit dem AT verfüge, erhalten Sie nun eine etwas ausführlichere Einführung. Doch auch wenn ich über viel theoretisches Wissen zum Thema AT verfüge, bleibt auch für mich selbst das eigene – möglichst tägliche – Üben das Wichtigste!

Meine Lehrjahre bei Prof. Werner Stucke

Nach einem halben Jahr Berufstätigkeit an der medizinischen Hochschule Hannover wechselte ich im Juli 1978 an die Klinik für Psychiatrie und Psychotherapie Langenhagen (damals hieß sie noch Nervenklinik Langenhagen). Während meiner beruflichen Weiterbildung hatte ich das große Glück, mit Prof. Dr. Werner Stucke im Jahre 1978 einen Chef zu bekommen, der ein hervorragender Fachmann auf dem Gebiet des Autogenen Trainings war. Er war direkter Schüler des Begründers dieser therapeutischen Methode Johann Heinrich Schultz.

Ich konnte in der Klinik seine Fortgeschrittenen-Kurse miterleben. Er vermittelte einen besonderen Geist und eine individuelle Sichtweise des Autogenen Trainings, die viel mit seiner Persönlichkeit zu tun hatte. Er war ein Inbegriff für Ruhe und Gelassenheit, war immer freundlich und aufmerksam, konnte gut zuhören und war sachlich und souverän. Bei den Chefvisiten wirkte er sehr beruhigend auf erregte oder verwirrte Patienten. Seine Ruhe übertrug sich oft unmittelbar und ohne Worte auf die Kranken. Ich hatte manchmal den Eindruck, dass wir dadurch weniger Beruhigungsmittel benötigten. Seine ruhige Art konnte er auch direkt im Autogenen Training vermitteln. Seine innere Ruhe war geradezu ansteckend. Er war ein Meister der Suggestion.

Ich beendete meine Facharztausbildung in Hannover und wurde später berufsbegleitend nebenbei Dozent der Psychotherapiewoche der Ärztekammer Niedersachsen. Auf der wunderschönen Nordseeinsel Langeoog gab ich immer im Frühjahr über 15 Jahre den Kurs »Autogenes Training für Fortgeschrittene« für Ärzte im Rahmen der Psychotherapieweiterbildung.

Es war für mich immer etwas ganz Besonderes, mit etwa 100 teilnehmenden Kollegen über alle Erfahrungen zu diesem Thema zu reden. In der Nachbesprechung der gemeinsamen Übungen gab es viele individuelle Sichtweisen und interessante Beiträge. Ich bekam manchmal den Eindruck, dass ich von allen Anwesenden dabei am meisten lernen konnte.

In dieser Langeooger Zeit ahnte ich noch nicht, dass ich einmal über viele Jahre die Parkinson-Krankheit haben würde. Es gab immer wieder Teilnehmer, die zur Entspannungsfähigkeit von Parkinson-Patienten Fragen stellten. Damals sagte ich, dass Parkinson-Patienten durchaus geeignet für Autogenes Training wären, da ja ihre Muskeln mehr als bei gesunden Menschen angespannt sind. Ich gab Tipps, die ich aus meiner jetzigen Sicht genau genommen gar nicht geben konnte. Heute kommt mir meine Vorerfahrung mit dem Autogenen Training selbstverständlich zugute, damals hatte ich jedoch als Kursleiter im Grunde genommen kaum eine Ahnung von dem, was am Autogenen

Training gut und für uns Parkinson-Patienten empfehlenswert ist.

Basisübungen des Autogenen Trainings

Es folgt eine kurze Einführung in die Grundlagen und in die Grundstufe des Autogenen Trainings. Für uns Parkinson-Patienten sind Entspannungsübungen extrem wichtig. Allerdings sind sie nicht leicht zu erlernen, unabhängig von der Art der Methode. Es gehört viel Training dazu und die Bereitschaft, sich für ein neues und verändertes Körpererleben zu öffnen.

Ein Wechsel von Anspannungs- und Entspannungsteilen wie bei der Muskelrelaxation nach Jacobsen ist nur im On möglich und im Off nicht gerade zu empfehlen. Die Muskeln sind in dieser Phase ja fast maximal vorgespannt. AT ist im Off jedoch möglich und sinnvoll, wenn auch erschwert.

In der Grundstufe des AT versucht man, durch bloße Konzentration und Hinwendung auf bestimmte innere Bilder ein Gefühl der Entspannung und ein allgemeines Wohlbefinden zu erreichen. Wie der Name schon sagt, kann man es ohne Training nicht schaffen. Man übt es in einer entspannten Sitzhaltung oder auch im Liegen, wobei keine einengende Kleidung oder sonstige mechanische Irritationen stören sollten. Zuerst versucht man, sich irgendein schönes Ausgangsbild vorzustellen, vielleicht einen Park, einen Garten, eine schöne Landschaft, ein Kaminzimmer oder sonst etwas, bei dem man sich wohl fühlt. Wenn sich jemand kein solches Bild vorstellen kann, macht das gar nichts. Später kann man die bildhafte Vorstellung in der Oberstufe des AT üben. Es ist auch völlig in Ordnung, wenn man gar nichts sieht oder sich nur selbst auf dem Übungsstuhl sitzen sieht.

Die Eingangsformel

Im Allgemeinen schließt man die Augen, man kann aber auch auf den Fußboden vor sich hinschauen und später die Augen schließen. Der Blick geht nach innen, in die körperliche Wahrnehmung hinein. Sie sprechen mehrfach die Eingangsformel»Ich werde immer ruhiger«. Das ist besser als die Eröffnungsformel: »Ich bin ganz ruhig.« Diese Formulierung entspricht nicht ganz der Realität, weil man eben noch nicht sofort ruhig ist. Die Formel »Ich werde immer ruhiger« hat den Vorteil, eine zu hohe Anfangserwartung zu dämpfen. Man wird langsam immer ruhiger, die Ruhe kommt mit der Zeit automatisch. »Die Ruhe kommt von selbst« kann auch als Eingangsformel empfohlen werden.

Erleben der Schwere

Diese erste Übung der Grundstufe wird Schwereübung genannt. Die Wahrneh-

Schwereübung

Setzen Sie sich bequem hin, schließen die Augen und spüren nach innen. Sie sagen sich mehrmals die Eingangsformel. Sobald Sie einen zufriedenstellenden Zustand der inneren Ruhe erreicht haben, versuchen Sie, sich locker und spielerisch vorzustellen, wie schwer Ihre Arme und Beine sind. Versuchen Sie, das Eigengewicht der Arme und Beine zu fühlen; es sollte aber ein angenehmes Gefühl der Schwere sein und nicht »bleiern schwer«, wie es noch in manchen älteren Lehrbüchern heißt. Sie spüren dann, wie die Arme und Beine auf der Unterlage ruhen. Wenn Sie im Sessel sitzen, spüren Sie die Berührung der Unterarme auf den Sessellehnen. Üben Sie auf einem Stuhl ohne Lehnen, liegen die Unterarme auf den Oberschenkeln, sodass Sie zunächst im Bereich dieser Berührungsflächen eine angenehme Schwere spüren.

mung der Eigenschwere der Extremitäten bewirkt von selbst eine Entspannung der Muskulatur. Dies geschieht jedoch auf der unwillkürlichen Ebene, die Rückmeldung von den Muskelspindeln an die Kleinhirnrinde erfolgt reflektorisch. Dieser Reflex meldet, ob die Muskulatur gedehnt, gestreckt oder gebeugt ist. Die Verminderung der Ausgangsspannung der Muskeln ist für uns Parkinson-Patienten entscheidend wichtig und wird immer als Erleichterung erlebt.

Ein Muskel in einem stark vorgespannten Zustand kann sich kaum noch bewegen. Durch das Erreichen einer leichten muskulären Entspannung wird eine Bewegung wieder möglich, ein physiologischer Prozess, der Energie verbraucht. Alle daran beteiligten Nervenzellen, Muskelzellen, Bindegewebszellen brauchen dazu viel Sauerstoff. Durch eine tiefe Atmung mit langer Ein- und Ausatmungsphase wird diese Energie bereitgestellt.

Passives Atemerleben und aktive Atemübungen

Alle Menschen sind sich zwar der Wichtigkeit der Atmung bewusst, aber viele haben noch kein Gefühl dafür entwickelt, wie man auf die Atmung Einfluss nehmen kann und durch die Atmung zu verbesserten körperlichen und geistigen Leistungen gelangt. Während im AT die bewusste Atem-Wahrnehmung und das Aufspüren des passiven Anteils der Atmung im Vordergrund stehen, sind aktive Atemübungen für die benötigte Energie der alltäglichen Bewegungen erforderlich.

Autogenes Atemerleben und aktive Atemübungen ergänzen sich. Sie bahnen sich gegenseitig in neurophysiologischen Regelkreisen. Für uns Parkinson-Patienten ist es von großem Belang, die Atmung zu verbessern und die bei uns bereits eingeschliffenen Fehler bei der Atmung abzubauen. Das ist ein ganz entscheidender Faktor bei Störungen der Beweglichkeit.

Ich selbst stelle häufig fest, dass ich bei körperlicher Anstrengung sehr gepresst atme oder sogar die Luft anhalte. Das ist mit Sicherheit eine völlig falsche Atmung. Anstrengung sollte nicht mit Anspannung oder Verspannung gleich gesetzt werden. In der Physiotherapie wird man auf den richtigen Weg gebracht: Hier lernt man, im geeigneten Augenblick tief »Luft zu holen« und dann wieder im passenden Moment ruhig und betont auszuatmen. Meistens ist es eine Ausholphase einer krankengymnastischen Übung, während der wir tief einatmen und die Ausführungsphase, in der wir forciert ausatmen. Dieses ist der »Rhythmus, den man immer mit muss«.

Wollen wir Bewegungen, die uns im Off nicht gut gelingen, dennoch ausführen, müssen wir uns an die Grundregeln der Atemtherapie halten, sonst werden wir kaum einen Erfolg haben.

Die normale Atmung ist zum Teil ein passiver Vorgang. Wenn der Brustkorb angehoben wird, strömt automatisch Luft in die Lunge. Im AT ist es kein aktives Luftholen, sondern ein »Geschehen lassen der Atmung« oder zunächst nur eine »Bewusstwerdung« der Atmung. Der passive Anteil wird aufgespürt, was sich auch in der sprachlich passiven Formel: »Es atmet mich« widerspiegelt.

Wir stellen uns vor, dass beim Einatmen Sauerstoff in die Blutgefäße der Lungen aufgenommen wird und auf kürzestem Wege zu den Hirnzellen gelangt, die diesen unmittelbaren Energiezufluss benötigen. Ohne Sauerstoff geht gar nichts im Gehirn!

Wer ruhig und tief atmet und das Zwerchfell und die Rippenmuskeln mit einbezieht, verbessert seinen Energiefluss und die Sauerstoffsättigung des Gehirns. Den ruhigen Eigenrhythmus des Atmens benutzt man autosuggestiv zum Erreichen der vollständigen Entspannung. Das Atemerleben hat damit eine zentrale Stellung im AT.

Wärmeerleben und vegetatives Nervensystem

Das Erleben der körpereigenen Wärme ist im Winter und im On bedeutsamer als im Sommer und im Off. Wenn es ohnehin zu warm ist, brauchen gerade wir Parkinson-Patienten nicht noch zusätzliche Wärme. Denn die Wärme- bzw. Temperaturregulation ist durch die vegetativen, nicht motorischen Symptome bei vielen Patienten erheblich gestört.

Aufstehen mithilfe der Atmung

Wenn Sie sich im Off befinden, kann es sein, dass Sie nicht mehr wie gewohnt aus dem Sitzen aufstehen können. Auf die folgende Weise kann es dennoch gelingen:

- Bleiben Sie ruhig und gelassen, setzen Sie sich nicht unter Zeitdruck!
- Atmen Sie 3-mal ganz tief ein und aus und versuchen, die Beinmuskeln zu entspannen durch die Vorstellung der angenehmen Beinschwere.
- Beim vierten Ausatmen verlagern Sie den Schwerpunkt nach vorn und stehen mit Schwung auf.
- Sie werden sehen, es klappt!

Bei schweren Off-Zuständen kann es einmal sein, dass Sie viele Anläufe benötigen. Anwesende Personen wollen Sie dann eventuell hochziehen, um Ihnen zu helfen. Entscheiden Sie selbst, ob Sie das annehmen möchten oder lieber sitzen bleiben, bis das Off vorbei ist.

Wie die Schwere sollte die Wärme als angenehm erlebt werden. Das Erleben der Wärme führt zu einer Entspannung der Blutgefäße und damit objektiv zu einer Verbesserung der Durchblutung.

Den Blutdruck senken

Durch eine Kombination von Schwere- und Wärmeerleben, verbunden mit ruhiger Atmung, kann der Blutdruck gesenkt werden. Man lässt sich bei hohem Blutdruck, am besten im Sessel sitzend, in ein rasch aufkommendes Schweregefühl »hineinfallen«, wobei Schwere und eine ruhige Atmung gleichzeitig wahrgenommen werden und sich gegenseitig verstärken. Dazu strömt im Rhythmus der Atmung eine angenehme Wärme durch Arme und Beine und durch den Bauchraum. Die Wärme ist immer angenehm und wird niemals zu warm.

Die Senkung des Blutdruckes durch AT durch einen Fortgeschrittenen ist der Wirkung stark blutdrucksenkender Medikamente ebenbürtig. AT ist Mittel der Wahl bei labilem Hypertonus, das ist der zwischen hohen und niedrigen Blutdruckwerten ständig schwankende Bluthochdruck, wie bei mir.

Bauchwärme (Sonnengeflechtsübung)

Die Wärmeübung des Bauchraums wurde vom Begründer des Autogenen Trainings, Johann Heinrich Schultz (1884–1970) ursprünglich Sonnengeflechtsübung genannt.

Das Sonnengeflecht ist ein größerer Anteil unseres vegetativen Nervensystems, es wird auch als autonomes Nervensystem bezeichnet. »Autonom« bedeutet, dass der Körper selbstständig ist und seine »Bemühungen« im gesunden Zustand von uns selbst kaum registriert werden. Wenn das vegetative System aber Schwierigkeiten macht, leiden wir unter heftigen und bedrohlich wirkenden Beschwerden.

Im gesamten Bauchraum findet nicht nur die Wärmeregulierung über das Sonnengeflecht statt, sondern nahezu alle Funktionen der inneren Organe werden durch das vegetative Nervensystem gelenkt. Herz, Lunge, Leber, Darm, Bauchspeicheldrüse, Nieren und Gebärmutter, Eierstöcke oder Prostata u. a. m. gehören zum Versorgungsgebiet des vegetativen Systems.

Sonnengeflecht ist die deutsche Übersetzung des medizinischen Ausdrucks Plexus solaris, der Teil des vegetativen Nervensystems, das für den Oberbauch zuständig ist. Für den Unterbauch ist der Plexus pudendus zuständig. Beide Nervengeflechte senden Impulse, die entweder beruhigend und dämpfend wirken und andere Anteile, die das Gegenteil bewirken, nämlich antreibend und beschleunigend sind. Der beschleunigende Teil wird sympathisches System genannt, der dämpfende, verlangsamende Teil parasympathisches System. Diese beiden »Zügel des vegetativen Systems« stehen beim Gesunden in einer ausgewogenen Balance. Bei Störungen überwiegt der beschleunigende Anteil, man spricht von einem erhöhten Sympathikotonus. Wir Parkinson-Patienten haben häufig die damit verbundene Symptomatik (Herzrasen, Blutdruckschwankungen, starker Harndrang, Verstopfung, Übelkeit u. a.).

Durch Zufuhr von Wärme wird die Balance im autonomen Nervensystem wieder hergestellt. Weiterhin entspannen sich die Blutgefäße des Bauches, stellen sich weit und das Blut fließt frei und ungehindert zu allen wichtigen Organen. Eine wohlige Wärme durchströmt den Körper und vertieft die Entspannung noch mehr.

Die Sonnengeflechtsübung

Man stellt sich eine wohlige Wärme im Bauch vor, wie von warmen Körnerkissen oder der traditionellen Wärmflasche. Wärmezufuhr ist ein uraltes Hausmittel. Wenn die eigenen Hände warm sind, kann man sie auf den Bauch legen und etwas auf die Bauchdecke andrücken. Die Wärme der Hände teilt sich allmählich immer mehr den benachbarten Regionen mit und verteilt sich im gesamten Bauchraum. Im Einklang mit der ruhigen Atmung und den angenehm schweren Armen und Beinen zusammen hat man eine tiefe Entspannung erreicht.

Das Erleben des Herzens

Die fünfte Übung der Grundstufe des AT ist die Herzübung, die für uns Parkinson-Patienten ebenfalls eine besondere Bedeutung hat. Wir stellen uns vor, wie das Herz ruhig und zuverlässig schlägt und sich flexibel unseren körperlichen Belastungen anpasst. Der Brustkorb fühlt sich dabei wie befreit an.

Das Herz wird oft symbolisch mit Lebensfreude assoziiert. Im Volksmund heißt es zum Beispiel: »Das Herz hüpft vor Freude.« Auch andere positive Gefühle werden gedanklich mit dem Herzen verbunden. »Warmherzig«, »Herzlichkeit« »herzensgute Menschen« und er hat ein »großes Herz«. Wer verliebt ist, kann zwar sein Herz verlieren (z. B. in Heidelberg oder andernorts), bekommt dafür aber auch »ein Herz geschenkt«, sodass »zwei Herzen im Dreivierteltakt« schlagen. Alle angenehmen Assoziationen, die uns zum Thema Herz einfallen, sind richtig und willkommen!

Eine häufig angewendete Formel aus dem AT lautet: »Das Herz schlägt ruhig und zuverlässig. Es ist mir leicht ums Herz.«

Allein die Vorstellung vom ruhigen Herzschlag und von Leichtigkeit und Befreiung im Brustbereich senkt den Blutdruck. Auch und gerade Menschen mit schwerer koronarer Herzkrankheit (Verengung der Herzkranzgefäße, die den Herzmuskel selbst mit Blut versorgen), sollten sich diese angenehmen Gefühle aus dem Themenkreis »leicht ums Herz« gönnen.

Die Stirnkühle-Übung (Kopfübung)

Im Stress werden wir »nervös«, »verlieren den Kopf«, obwohl wir, bleiben wir beim Volksmund »einen kühlen Kopf bewahren« sollten. Der junge Mensch von heute bleibt »cool«, was das Gleiche bedeuten kann, aber auch etwas völlig anderes.

Schultz sprach von einer »Resonanzdämpfung der Affekte«, die die Kopfübung bewirke. In der damaligen Zeit fielen gerade auch jüngere Frauen »ohnmächtig« zu Boden, ein starker Affekt hatte sie »übermannt«. Solche und ähnliche psychosomatische Reaktionen wurden mehr den Damen zugeordnet und »hysterische Reaktionen« genannt.

Diese Bezeichnungen sind nicht mehr üblich. Die Souveränität des Kopfes, der cool und überlegen bleibt, ist aber immer noch von Bedeutung, sonst würden wir möglicherweise nur von unseren Gefühlen beherrscht. Man kann Gefühle zulassen, aber auch versuchen, sie zu kontrollieren, wie man es gerade braucht. Sollten die Gefühle sehr wild sein und uns überschwemmen, besinnen wir uns auf unsere Vernunft und unseren Verstand. Manchmal befindet sich der Verstand in der Position eines »Kunstreiters auf einem wilden Pferd«.

Man stellt sich dabei vor, ein angenehm kühler Windhauch würde über das Gesicht gehen. Gleichzeitig kommt ein Gefühl von Lebensfreude auf. Die Stirnkühle ist im Kontrast zur immer angenehmen Körperwärme ein Ausdruck einer »Abgeschirmtheit« und Souveränität. Ein »kopflos werden« wird verhindert, man findet trotz Stress zu sich selbst zurück. Insgesamt ist AT eine sehr gute Vorgehensweise, mit Stress besser umzugehen.

Das AT wird eine zunehmende Hilfe für die Menschen, die tatsächlich häufig üben. Wenn man nicht übt, gilt das Prinzip: Von nichts kommt nichts, ähnlich wie bei der Krankengymnastik und bei der Logopädie.

Das autogene Prinzip

Manchmal sind wir in einer Art Alarmstimmung, es scheint sich alles hektisch zuzuspitzen, die Zeitreserven wirken wie aufgebraucht. Im Volksmund würde man dann sagen »ganz ruhig bleiben«. Das Gleiche machen wir in der Ruhetönungsformel des AT. Sie sprechen diese beiden Formeln ganz ruhig für sich: »Ich werde immer ruhiger. Die Ruhe kommt von selbst.«

Wörtlich übersetzt heißt autogen »aus mir selbst entstehend«. Damit ist gemeint, dass diese erwünschten Inhalte bereits in mir vorhanden sind, ich muss sie nur wahrnehmen und zulassen. Das ist das autogene Prinzip. Der Körper hat Lösungen parat. Ich muss meinem Körper nur Gelegenheit geben, diese zur positiven Wirkung zu bringen. Man spricht auch von Selbstheilungskräften des Körpers. Im AT werden negative Einflüsse aufgehoben, die den Körper blockieren. Der Körper kann seine Selbstheilungskräfte wieder einsetzen, die Blockaden werden durch AT gelöst.

Aus der Hypnosetherapie ist der Begriff Suggestion bekannt. Hiermit ist gemeint, dass ein anderer Mensch mir etwas »unterjubeln« kann (wörtlich übersetzt heißt Suggestion: »Untergeschobenes«). Gemeint ist im positiven Sinne eine motivierende Beeinflussung durch den Hypnotherapeuten. Nennen wir es einmal: Technik der positiven Beeinflussungen. Wenn ich selbst derjenige bin, der mich positiv beeinflusst, nennt man das Autosuggestion. Das AT bedient sich dieser besonderen Form der Selbstbeeinflussung bis zum gewünschten Erfolg. Durch Autosuggestion können körperliche Blockaden gelöst werden.

AT-Übungen für Fortgeschrittene

Imagination und formelhafte Vorsatzbildungen sind die beiden wesentlichen Inhalte des AT für Fortgeschrittene. Das Wort »Imagination« hat seinen sprachlichen Ursprung in dem lateinischen Wort »Imago« und heißt deutsch »Bild«.

Die Imagination geht grundsätzlich von positiven inneren Bildern aus. Falls doch negativ getönte Bilder gesehen werden, wird das zur Kenntnis genommen und nicht verdrängt, aber man versucht immer wieder, auf positive Bilder zurückzukommen. Die Sichtweise ist grundsätzlich darauf ausgerichtet, dass zum Schluss immer Bilder mit positiven Attributen stehen. Man kann auch immer wiederkehrende Motive wählen, die uns grundsätzlich gut gefallen.

Imagination: Die Kraft innerer Bilder nutzen

Ich stelle mir z. B. häufig einen schönen Wanderweg in den bayerischen Alpen vor. Der Weg führt mich hinab von der Gipfelstation einer Seilbahn zu einem wunderschönen, in den Wiesen gelegenen Gasthof. Hier werde ich einkehren und positive Gefühle haben aus dem Bereich Lebensfreude, Genuss, Willkommen sein, Ankommen, Rast und Entspannung. Hier tanke ich neue Kräfte, der Akku meines Körpers wird wieder aufgeladen.

Man geht bei der Imagination grundsätzlich so vor, dass zunächst die körperliche Entspannung gesucht wird mit den 2 oder 3 Übungen der Grundstufe, die mir am besten gelingen. Welche Übungen das sind, spielt dabei keine Rolle. Diese Einleitung mit ausgewählten Grundstufen-Übungen führt dann relativ schnell zum bildhaften Erleben. Die Vorstellung der Bilder ist ganz ähnlich wie in der Hypnose: Sie wirken ganz intensiv und können auch aus der Vergangenheit recht komplex aufgerufen werden.

Es kann auch sein, dass eine gewisse Zeitlosigkeit der Bilder erlebt wird. Die Zeit verliert an Bedeutung, es kommt oft zum Phänomen des »Vergegenwärtigens«, das die Vergangenheit, die Gegenwart und die Zukunft als Einheit wahrnimmt. Es ist möglich und sinnvoll, die eigene Vergangenheit nach Bildern zu durchsuchen, die hilfreich sind. Sie können schließlich in diesen Bildern verweilen und autogene Hilfen oder Lösungsmöglichkeiten erfahren.

Formelhafte Vorsätze anwenden

Der andere Weg ist das Finden von sogenannten formelhaften Vorsatzbildungen, die kurz und einprägsam sind. Dazu können auch Formeln gegen die Angst oder gegen die Sturzgefahr zählen, oder Mut machende sprachliche Kurzformeln. In der englischsprachigen Physiotherapie gibt es das Wort cueing. Die deutsche Bedeutung ist am ehesten »Stichwort«.

Das sind kurze Anweisungen (auch auf Deutsch) für Parkinson-Patienten, um Bewegungen fortzusetzen, z. B bei Freezing. Das können Kommandos sein, fühl- oder hörbare Stimuli für Off-Zustände die den Beginn einer erneuten Bewegung ansprechen. Es können auch eine Symbolsprache, Stabreime, Lieder, Rhythmen oder dergleichen dazu verwendet werden.

Autogenes Training erlernen

Wenn Sie die Ausführungen zum Autogenen Training angesprochen und Sie schon die eine oder andere Übung spielerisch ausprobiert haben, wollen Sie es nun vielleicht »richtig« erlernen. Es empfiehlt sich auf jeden Fall, einen entsprechenden Kurs zu besuchen, und auch Bücher zum Nachlesen und zur intensiven Beschäftigung mit dem Thema sind sehr hilfreich (siehe Service). Im Rahmen dieses Buches konnte ich nur einen kleinen Einblick geben. Aus meinem Leben ist Autogenes Training nicht mehr wegzudenken. Ich würde mich freuen, wenn der eine oder andere Leser genauso davon profitiert wie ich.

Auch Märchensymbole sind gelegentlich hilfreich, wie z. B. beim Märchen vom standhaften Zinnsoldaten. »Ich bin standhaft« oder einfach nur »Zinnsoldat!« als Symbol für das Stehen, ohne umzufallen. Dabei ist zu beachten, dass die Formeln immer positiv ausgedrückt werden und als Feststellung aufgefasst werden: »Es ist so! »Ich bin ganz sicher.« Oder: »Ich spüre eine angenehme Schwere!« im Hier und Jetzt und nicht irgendwann einmal. Genauso ist das Vorgehen bei der BIG-Therapie in der Krankengymnastik aufzufassen. Ich sage mir immer selbst: »Groß ist großartig!« und bin dann in der Lage, größere Bewegungen, vor allem größere Schritte zu machen. Falsch wäre zum Beispiel die Formel: »Ich habe keine Angst«, weil darin eine Verneinung und das negative Reizwort Angst vorkommen.

Das AT für Fortgeschrittene hat einen gemeinsamen Bereich mit anderen Therapieformen: Vor allem die Physiotherapie und die Logopädie bieten uns reichlich Möglichkeiten an, formelhafte Vorsatzbildungen zu finden.

Was uns Tag für Tag hilft

Wir haben hier abschließend die Empfehlungen zusammengestellt, die ich als Betroffener und meine Frau als Angehörige für uns als besonders wichtig erachten.

Die Lebenssituationen der einzelnen Menschen sind natürlich individuell unterschiedlich, vieles kann man nicht miteinander vergleichen. Aber wir hoffen, dass hier jeder Betroffene und jeder Angehörige zumindest einige Empfehlungen findet, die zu ihm passen und die für ihn im Leben mit Parkinson hilfreich sind.

Ganz wichtig!

Selbstständig bleiben Es ist verlockend oder verführerisch, sich helfen zu lassen. Selbstverständlich sind die Hilfsangebote lieb gemeint. Bedanken Sie sich höflich, aber sagen konsequent nein. Erklären Sie, dass Sie es selbst versuchen wollen und sich schon melden werden, wenn Sie tatsächlich einmal Hilfe benötigen. Die Gefahr, unselbstständig zu werden, ist sonst wirklich zu groß.

Auch im Off optimistisch bleiben Nicht von On – Off reden, sondern von Off – On, die Blickrichtung immer zum Positiven richten. Keineswegs den Glauben daran verlieren, dass Sie wieder aus dem Off herauskommen. Es ist nicht nur eine Hoffnung, dass es Ihnen wieder viel besser gehen wird, sondern eine Gewissheit! Auf das nächste Off »neugierig sein«, kein Off ist genau wie das andere: Bitte alle Details genau beachten und sich fragen: Was ist bei diesem Off vielleicht anders? Die zuversichtliche Grundstimmung behalten und dem Partner zeigen. Möglichst nichts vom eigenen Leid am anderen auslassen!

Offen mit betreuenden Menschen umgehen Wenn es Ihnen schlecht geht, ist es am besten, Sie geben es ehrlich zu. Es spricht zwar auch Einiges dafür, nicht über jedes kleinere Off unnötig zu reden, aber Ihr Ehe- oder Lebenspartner oder die Pflegekraft sollte schon in etwa wissen, wie es Ihnen geht. Offenheit kann nie verkehrt sein, ist niemals eine Schwäche. Schonen Sie Ihre Mitmenschen, wenn es vermeidbar ist. Zeigen Sie nach einem Streit immer Versöhnungsbereitschaft. Fassen Sie sich an Ihre eigene Nase, geben Fehler zu. Räumen Sie Missverständnisse aus und machen niemanden zur Projektionsfläche Ihrer negativen Gefühle.

Sinnvolles Off-Management Machen Sie sich klar, was vor dem nächsten Off zu tun ist, und machen Sie sich, soweit es irgend möglich ist, das Off durch gute Planung angenehmer. Erleichterung bekommen Sie immer dann, wenn Sie mögliche »Fragen an Ihr nächstes Off« schon für sich beantwortet haben. Seien Sie froh, wenn Ihr Partner noch bessere Vorschläge macht als Sie!

Parkinson positive Seiten abgewinnen Auf das schauen, was vorteilhaft ist, was Sie ohne Parkinson nicht erlebt hätten. Lassen Sie Ihre Fantasie spielen, schaffen Sie sich geistige Freiräume und beschäftigen sich locker und ohne große Ansprüche mit einer »Geisteswissenschaft« wie zum Beispiel Philosophie, Psychologie, Glaubensfragen, Dichtung oder mit Musik oder mit anderen interessanten Themen. Seien Sie nicht zu ängstlich oder schüchtern, über derartige Themen mit anderen Menschen zu reden. Man braucht keine hochtrabenden Fragestellungen, um mit einem anderen Menschen ins Gespräch zu kommen.

Entspannungs- und Atemübungen regelmäßig trainieren Je häufiger und regelmäßiger man übt, umso zuverlässiger klappt es, wenn Sie es dringend brauchen. Üben Sie morgens, mittags, abends und zur Nacht im Bett. Das Üben im Liegen oder im Sitzen sollte im Wechsel erfolgen, jedenfalls sollte eine Körperhaltung nicht einseitig bevorzugt werden:

- Konzentrieren Sie sich immer wieder auf die Atmung, die uns am Leben hält.
- Bei der ruhigen, tiefen Atmung auf genügend lange Ausatmung achten.
- Zur Blutdrucksenkung am besten Schwere- und Atemübung kombinieren, Wärme sollte immer als wohlige, angenehme Wärme erlebt werden.

Hilfreiche Maßnahmen

Stürzen vorbeugen Lieber 10-mal zu vorsichtig sein als einmal stürzen! Stolperfallen ganz früh wahrnehmen. Große Menschenansammlungen meiden, zum Beispiel Fußball lieber im Fernsehen anschauen. Kommen Sie ungewollt in ein Menschengewühl, bitten Sie jemanden, direkt vor Ihnen zu gehen, der als Prellbock dienen kann. Die Bergsteiger-Regel beachten, dass man immer mit 3 Händen/Füßen Halt hat oder dass der dritte Fuß/Hand in Bereitschaft ist! Scannen Sie ständig die vor Ihnen liegenden Fußwege, die »Gehlandschaft« vor Ihren Augen. Seien Sie auf plötzliche Veränderungen vorbereitet. Setzen Sie beim Gehen die Fersen zuerst auf und rollen die Füße gut ab. Machen Sie möglichst große Bewegungen!

Angehörige brauchen immer wieder Auszeiten Alle betreuenden Menschen benötigen Erholungsphasen, Urlaubsreisen und sonstige Unternehmungen ohne uns »Parkinos«. Regelmäßige Auszeiten bewahren sie vor dem Burnout, wir sollten sie immer wieder ermutigen, sich vorübergehend von uns zu verabschieden. Gönnen wir unseren Helfern jede gewünschte Pause.

Deutlich sprechen Die Logopädie darf bei Krankenhausentlassung nicht hinter den Klinikmauern zurückbleiben. Immer an Logopädie denken, auch wenn man keine aktuellen Schwierigkeiten beim Sprechen beklagt. Nicht einfach drauflosreden. Sprechen Sie laut und vor allem nicht zu schnell! Vor dem Benutzen der Sprechwerkzeuge die Großhirnrinde einschalten und erst einmal kurz besinnen:

- Wo befindet sich mein gewünschter Gesprächspartner?
- Ist er aufnahmebereit?
- Auf gute Satzmelodie achten.
- Nachfragen, ob man zu leise oder zu laut spricht.
- Häufig singen und bei Spaziergängen, nur wenn niemand in der Nähe ist, extrem lautes Sprechen üben!

Alleinsein üben Das Alleinsein nicht völlig meiden! Das ist zwar zeitweise extrem belastend, beispielsweise bei Todesängsten oder Panikattacken, aber Sie gehen gestärkt daraus hervor. Das Üben hilfloser Situationen lässt Sie zum Profi der Off-Bewältigung werden. Not macht erfinderisch: Sie suchen und finden alternative Lösungen.

Sich umfassend informieren Vermehren Sie Ihr Wissen über Parkinson: Lesen Sie aktuelle Bücher zum Thema oder erkunden das Internet, besuchen Sie Selbsthilfegruppen, hören sich Vorträge an, fragen Sie Fachleuten Löcher in den Bauch. Je mehr Sie über die Krankheit wissen, desto weniger diffuse Ängste, weniger Druck, weniger Verzweiflung, weniger Leid spüren Sie. Ich bin manchmal fast schon neugierig auf die nächsten Symptome und kann die behandelnden Ärzte besser verstehen.

Kontakte zu anderen Betroffenen und Angehörigen knüpfen Besuchen Sie Selbsthilfegruppen, häufig sind diese sowohl für Betroffene als auch die Angehörigen gedacht. Lernen Sie andere Menschen mit Parkinson kennen. Es ist auch denkbar, dass sich in noch kleinerem Kreis regelmäßig treffen, vielleicht 6–8 Personen bzw. 3 oder 4 Paare, bei denen jeweils ein Partner an Parkinson erkrankt ist. Das Vertrauen wächst schneller in kleineren Gruppen. Reden Sie bei den Treffen nicht nur über die Krankheit, sondern tauschen sich auch über andere Themen aus und unternehmen gemeinsame Freizeitaktivitäten.

Im Blick haben

Therapieformen ambulant fortsetzen Es ist sehr schade, wenn die Bemühungen der stationär behandelnden Therapeuten nicht ambulant fortgesetzt werden. Am meisten stiefmütterlich wird nach meinen Eindrücken die Logopädie behandelt. Vielen fehlt auch der Mut, in der privaten Umgebung sehr laut zu sprechen oder zu singen. Falls man die Waldeinsamkeit überhaupt noch findet, ist man sich nicht ganz sicher, ob das eigene »Übungsgebrüll« nicht doch irgendwo gehört wird. Eigenes Üben zu Hause, ob Ergotherapie, Logopädie oder Physiotherapie, so ein Tipp meiner Physiotherapeutin, kommt wirklich zustande, wenn es als fester Termin in den Terminkalender eingetragen wird. Das klappt bei mir aber leider auch nicht immer.

Bequeme Kleidung tragen Tragen Sie möglichst praktische Kleidung, die bequem an- und auszuziehen ist. Die Kleidungsstücke sollten am besten 2 oder 3 Konfektionsgrößen zu groß sein. Hosen mit Gummizug sind praktischer als mit Gürtel. Keine Hemden mit Knöpfen und keine Schuhe mit Schnürsenkeln mehr kaufen. Schlafanzüge aus Satin oder sonstigen leicht rutschenden Stoffen sind auch praktisch.

Autofahren Wer nicht mehr am Steuer eines Autos sitzt, kann keinen Unfall verursachen. Wenn Autofahren Ihre große Leidenschaft ist, lassen Sie Ihre Fahrtauglichkeit überprüfen, fahren aber dennoch nie allein. Mit Tagesmüdigkeit oder gar Sekundenschlaf ist das Autofahren beim besten Willen nicht mehr zu empfehlen.

Nicht zu viel auf einmal essen Keine großen Mahlzeiten! Nachschlag bei Einladungen dankend ablehnen. Essen Sie nicht mehr als Sie wollen, nur weil der Gastgeber annehmen könnte, es habe Ihnen nicht geschmeckt. Trotz Ihres »Nein, danke!« können Sie das Essen dennoch loben. Tomaten sollen bei Parkinson sehr gut sein, weil sie Phenylalanin enthalten, einen Baustein des Dopamins. Äpfel sind als gesundes Obst, das die Verdauung fördert, immer zu empfehlen. Zu grünem Tee wird ebenfalls geraten.

Spielen Spielen kann viel Freude bereiten. Spiele sind spannend und fördern den Zusammenhalt, verbessern Gedächtnisleistungen und Aufmerksamkeit. Wer spielt, kann manche Situation spielerischer bewältigen.

Und das Wichtigste zuletzt Den Humor nicht verlieren!

Schlusswort von Tamara Schröder

Ich habe mir gründlich überlegt, was für mich bzw. uns beide mit zu den wichtigsten Lebensqualitäten zählt. Ich finde, es ist die Zufriedenheit.

Durch Helmuts Krankheit haben wir verschiedene Abstriche im täglichen Leben machen müssen. An großen Feiern und Gesellschaften nehmen wir nicht mehr teil oder nur zeitlich begrenzt. Ein Off kann auch immer unverhofft kommen, und dann müssen wir vieles erst einmal abbrechen oder fallen lassen. Aber wir können inzwischen besser damit umgehen. Meistens ärgern wir uns nicht darüber und nehmen es eben so, wie es ist.

Sehr viele Menschen auf der Welt können nicht zufrieden sein, dafür fehlen die nötigsten Voraussetzungen, da sie in Armut und Elend leben. Wir haben alle das Glück, in einer Wohlstandsgesellschaft zu sein, und die meisten von uns leiden keine materielle Not. Für uns dürfte es eigentlich nicht schwer sein, mit dem Leben zufrieden zu sein.

Wer krank ist, muss natürlich Einbußen im Leben hinnehmen und versuchen, damit umzugehen. Vielleicht haben wir im Buch einige Beiträge dazu gegeben, wie man – trotz Parkinson – zufrieden leben kann. Zufrieden ist auch ein Mensch, der mit sich und mit anderen Menschen friedlich und in Harmonie lebt. Ein weiterer wichtiger Teil der Zufriedenheit ist die Genügsamkeit. Wer sich mit weniger begnügen kann, hat genug und ist zufrieden, ähnlich wie bei »Hans im Glück«.

Das Thema, »Abstriche machen« und sich mit weniger zufrieden zu geben, taucht überall und immer wieder auf. Aber das ist ebenso gut auch ein allgemeines Los des älter werdenden Menschen. Dann muss man sich ohnehin mit weniger Aktivitäten begnügen, auch wenn man nicht krank ist. Ich kann auch nicht mehr Schlittschuhlaufen oder in den Bergen herumkraxeln. Aber alle Menschen um uns herum werden ja gleichsam älter und wir teilen alle dieses »Schicksal«. Dafür können wir uns wiederum an den Talenten unser Kinder oder Enkel erfreuen, die jetzt ihre »Highlights« haben.

Im Dezember 2013 haben unsere Tochter Simone und ihr Verlobter geheiratet. Die wunderschöne Hochzeitsfeier begann mittags mit der standesamtlichen Trauung. Es war ein großer Vorteil, dass meine Schwester und unser Schwager ein Zimmer in dem Hotel gebucht hatten, wo das Hochzeitsessen stattfand, sodass Helmut sich zwischendurch hinlegen und sich ausruhen konnte. Unsere Ansprache als Brauteltern haben wir dann abends noch ohne Probleme geschafft. Darüber waren wir richtig froh. Helmut hat sogar noch bis 22.30 Uhr durchgehalten. Es war also eine rundherum gelungene, wundervolle Hochzeitsfeier.

Nun wünsche ich allen Betroffenen, dass sie Zufriedenheit erlangen und sich mit Einschränkungen abfinden können. Seien Sie nicht traurig, dass manches nicht mehr gelingt, sondern versuchen Sie, sich mit den neuen Situationen positiv zu arrangieren. Das ist in jedem Fall unsere Einstellung, mit der wir bisher alles ganz gut meistern konnten.

Ich wünsche den Lesern von Herzen alles Gute.

Ihre Tamara Schröder

Danksagung und Nachwort

Zunächst einmal möchte allen Angehörigen und Freunden dafür danken, dass sie sich in Bezug auf meine Parkinson-Krankheit so hilfreich, solidarisch und fürsorglich gezeigt haben. Ich danke euch, mit eurer Hilfe konnte ich meine Situation viel besser bewältigen. Wer so liebe Freunde und Verwandte hat, der hat die besten Voraussetzungen, es zu schaffen!

Meine Brüder Ulrich und Roland und mein Schwager Helmut und unsere Tochter Simone sind alle Lehrer und haben aus diesem Grund einen Blick für formale Fehler und Schwächen im Ausdruck. Ihnen danken wir für die große Hilfe, ebenso wie allen anderen, die mir Rückmeldungen zu unserem Text gaben.

Tammi und ich hatten viel Freude an unserem gemeinsamen Projekt Parkinson-Buch. Wir sind uns dabei noch einmal ein Stück nähergekommen, wenn das überhaupt noch möglich ist. Wenn man sich über Parkinson auseinandersetzt, kann es sein, dass man dadurch zusammenrückt.

Wir wünschen allen Parkinson-Patienten so viel Nähe mit Freunden und Partnern, so viel Vertrauen und Herzlichkeit, wie es gewünscht und benötigt wird. Die Kontaktarmen und Einsamen unter uns mögen mehr mitmenschliche Begegnungen haben, um nicht außer der Krankheit noch menschlichen Kummer ertragen zu müssen. Selbsthilfegruppen und die vielen Möglichkeiten der Begleitung und Unterstützung sollen genutzt werden. Es gibt immer wieder Gelegenheiten der Erleichterung durch andere Menschen.

Dem Trias-Verlag, insbesondere der Programmplanerin Simone Claß und der Redakteurin Anne Bleick, danken wir sehr für die außerordentlich gute Betreuung und für die reibungslos funktionierende Zusammenarbeit!

Wie es mir nach der Hirn-OP geht

Das Buch habe ich vor meiner OP, bei der mir ein »Hirnschrittmacher« eingesetzt wurde, geschrieben. Aber als kleinen Nachtrag will ich Ihnen hier noch kurz berichten, wie die OP verlief und was sie mir gebracht hat. Die OP selbst war kein Zuckerschlecken, das wusste ich ja bereits vorher. Denn man muss ungefähr 5 Stunden bei vollem Bewusstsein mit fixiertem Kopf verbringen. Während dieser Zeit werden 2 Sonden (links und rechts) in Feinstarbeit vom Neurochirurgen positioniert und ihre Funktion eingestellt; dabei sind die Ärzte auf die Angaben des wachen Patienten angewiesen. Während links und rechts im Schädel ein Loch gebohrt wird, ist man lokal betäubt. Das Bohren war nur deshalb unangenehm, weil es über die Knochenleitung extrem laut war. Zum Glück war das schnell vorbei. Das Gehirn selbst ist völlig schmerzfrei, man spürt also nicht das Einführen der Sonde.

Dies lässt sich nur indirekt überprüfen. Ich wurde beispielsweise gebeten, einige »Zungenbrecher« nachzusprechen, z. B. »liebe Lilly Lehmann«. Wenn einem das plötzlich nicht mehr gelingt, ist die Sonde zu dicht am Sprachzentrum, denn das Bewegungszentrum und das Zentrum des motorischen Sprechens liegen direkt beieinander. Ich war mehr als froh, dass eine vorübergehende Dysarthrie mit sehr undeutlicher, verwaschener Sprache nach Zurückziehen der Sonde wieder verschwunden war. Außerdem fehlte mir zeitweise das rechte Gesichtsfeld, was dann glücklicherweise doch wieder ins Blickfeld kam. Den Aufforderungen, eine Faust zu ballen oder die Finger zu beugen und zu strecken oder die Füße zu heben, konnte ich auf beiden Seiten recht gut nachkommen. Es war für mich sehr beruhigend, dass meine Neurologin Dr. Sixel-Döring bei meiner Operation dabei war und meine Hand gehalten hat.

Nach der OP, bei der die 2 Elektroden in den linken und den rechten Nucleus subthalamicus implantiert wurden, bleibt man noch einige Zeit in der Klinik, damit die Feineinstellung des Stimulators erfolgen kann. Dieser ist unter dem Schlüsselbein eingepflanzt und ist mit unter der Haut verlegten Kabeln mit den 2 Elektroden verbunden. Die »Programmierung« erfolgt von außen. Die Frequenz und die Stärke der Stromimpulse werden genau so eingestellt, dass man sich möglichst flüssig bewegen kann, aber keine Überbewegungen macht. Aufgrund der Nähe zum Sprachzentrum war die Sprache bei mir zunächst verwaschen, bis alles so justiert war, dass dies nicht mehr der Fall ist. Es kann auch mehrere Monate dauern, bis die richtige Feineinstellung gefunden ist.

Das Wunderbarste ist für mich natürlich, dass ich von meinen schweren Offs befreit wurde. Ich habe bisher nur leichte Off-Äquivalente gehabt, die viel milder und kürzer ausfallen, als die früheren schweren Bewegungskrisen. Ich muss mich richtig bremsen, um mir bei meiner neu gewonnenen »Bewegungsfreiheit« nicht zu viel vorzunehmen. Mit der Beweglichkeit haben sich bei mir auch die Vitalität und die Lebensfreude enorm gesteigert – auch Tammi freut sich, dass ich nun wieder ganz »der Alte« bin. Meine Medikamente konnten drastisch reduziert werden, ich brauche nun weniger als ein Drittel. Auf Apomorphin-Spritzen und das Rotigotin-Pflaster kann ich komplett verzichten, ich muss nur noch eine reduzierte Stalevo-Dosis (statt 1200 mg nur 600 mg) einnehmen. Bei mir war die OP also ein voller Erfolg und ich kann sie nur empfehlen. Die Haltbarkeit der Hirnsonde wird auf ca. 8 Jahre geschätzt. Wer noch keine 70 Jahre alt ist, schwere Offs hat, die man medikamentös nicht mehr in den Griff bekommt, sollte prüfen lassen, ob solche Operation bei ihm erfolgversprechend ist.

Für mich war die OP ein echter Neuanfang. Auf einen Schlag ist es wieder fast so wie zu Beginn meiner Parkinson-Erkrankung. Mit diesem positiven Ende verabschiede ich mich von Ihnen und wünsche Ihnen ebenfalls die bestmögliche Hilfe, damit Sie und Ihre Angehörigen sich von Parkinson nicht unterkriegen lassen.

Ihr Dr. med. Helmut Schröder

Service

Hilfreiche Internetseiten

Deutsche Parkinson Vereinigung e.V.
Hier finden Sie viele hilfreiche Informationen für Parkinson-Patienten, u. a. eine Liste der zertifizierten Parkinson-Fachkliniken und der Kliniken mit Behandlungsschwerpunkt Parkinson: www.parkinson-vereinigung.de

Kompetenznetz Parkinson.
Auf den Seiten des Kompetenznetzes Parkinson, das Patienten, Angehörige und Ärzte anspricht, finden Sie ebenfalls umfangreiche Informationen und Klinikadressen, die zum Kompetenznetz gehören: www.kompetenznetz-Parkinson.de

National Parkinson Foundation.
Englischsprachige Seite der amerikanischen National Parkinson Foundation mit umfassendem Informationsangebot und Austauschmöglichkeiten: www.parkinson.org

Info- und Kontaktstelle für junge Parkinson-Kranke.
Internetseite, die sich speziell an Patienten wendet, die bereits in jungen Jahren an Parkinson erkrankt sind (juveniler Parkinson): www.parkinson-club-u40.de

Bücher zum Weiterlesen

Beier KM. **Sexualität und Partnerschaft bei Morbus Parkinson.** Berlin: Pairdata GmbH; 2000

Berg S. **Zitterpartie.** Frankfurt: Suhrkamp; 2013

Fox MJ. **Comeback: Parkinson wird nicht siegen.** Bergisch-Gladbach: Lübbe; 2002

Köhler A. **Richtig atmen bei Parkinson.** Wien: Maudrich; 2012

Lange W. **Mein Freund Parkinson.** 3. Aufl. Zürich: Pendo; 2003

Mette J. **Alles außer Mikado. Leben trotz Parkinson.** Asslar: Gerth Medien; 2013

Müller T. **Medikamentöse Therapie des Morbus Parkinson.** 4. Aufl. Bremen: Uni-Med; 2010 (Fachbuch)

Schultz JH. **Autogenes Training – das Original-Übungsheft.** Die Anleitung vom Begründer der Selbstentspannung. 25. Aufl. Stuttgart: TRIAS; 2010

Schumann G. **Parkinson: Leben mit der Pechkrankheit.** Berlin: Magic; 2012

Trenkwalder C. **Parkinson: Die Krankheit verstehen und bewältigen.** Stuttgart: Schattauer; 2011

Watzlawick P. **Eine Anleitung zum Unglücklichsein.** München: Piper; 2013

Wilk D. **So einfach ist Autogenes Training.** Mit meditativen Geschichten auf CD. 2. Aufl. Stuttgart: TRIAS; 2012

Stichwortverzeichnis

Bibliografische Information der Deutschen Nationalbibliothek
Die Deutsche Nationalbibliothek verzeichnet diese Publikation in der Deutschen Nationalbibliografie; detaillierte bibliografische Daten sind im Internet über http://dnb.d-nb.de abrufbar.

Programmplanung: Simon Claß
Redaktion: Anne Bleick, Stuttgart
Bildredaktion: Christoph Frick

Umschlaggestaltung und Layout:
CYCLUS Visuelle Kommunikation, Stuttgart

Bildnachweis:
Umschlagfoto: Nordic Photos, Stockholm
Fotos im Innenteil: Nordic Photos, Stockholm: S. 3; Fotolia, bearbeitet von Cyclus Kommunikation, Stuttgart: S. 4, 6, 8, 64, 86; Bild vom Autor Dr. Helmut Schröder: S. 79

1. Auflage

Printed in Germany

Satz und Repro: Fotosatz H. Buck, Kumhausen
Gesetzt in: Adobe InDesign CS6
Druck: AZ Druck und Datentechnik GmbH, Kempten

Gedruckt auf chlorfrei gebleichtem Papier

ISBN 978-3-8304-8170-6

Auch erhältlich als E-Book:
eISBN (PDF) 978-3-8304-8171-3
eISBN (ePub) 978-3-8304-8172-0

1 2 3 4 5 6

Liebe Leserin, lieber Leser,

hat Ihnen dieses Buch weitergeholfen? Für Anregungen, Kritik, aber auch für Lob sind wir offen. So können wir in Zukunft noch besser auf Ihre Wünsche eingehen. Schreiben Sie uns, denn Ihre Meinung zählt!

Ihr TRIAS Verlag

E-Mail Leserservice
kundenservice@medizinverlage.de

Lektorat TRIAS Verlag
Postfach 30 05 04
70445 Stuttgart
Fax: 0711 89 31-748